Olivier KAUFFER

I0472154

Hyperactif
Mode d'emploi

ISBN 10:1541044460
ISBN-13:9781541044463

Introduction

Pourquoi ce livre :

L'hyperactivité touche 5% de la population mondiale soit 350 millions d'individus.

La majorité de ces 350 millions de personnes ne savent pas qu'elles sont hyperactives. Plus connu et reconnu outre-Atlantique l'hyperactivité reste encore méconnue par la plupart des gens, et pourtant vous connaissez forcément un hyperactif ou vous l'êtes peut être vous-même.

Pourquoi ce livre ?

Il me paraissait important de partager ma vision de l'hyperactivité pour aider les hyperactifs, leurs familles et l'entourage à prendre le meilleur de cette différence.

Oui, pour moi l'hyperactivité n'est pas une maladie mais bien une différence, souvent difficile à vivre, mais qui est si riche quand on arrive à l'apprivoiser.

Il est vrai que l'hyperactivité peut être vécue comme un handicap, le déficit d'attention qui s'y rattache souvent est très difficile à maitriser.

Ma vision de l'hyperactivité est personnelle, elle est faite de mes expériences et réflexions, d'observations et de nombreuses rencontres avec des hyperactifs.

Le point commun à tous, des problèmes liés à une méconnaissance de leur mode de fonctionnement et à leur « hyper » énergie qui est souvent totalement hors contrôle. Devant ce constat les solutions que j'avais à proposer me paraissaient importante à partager.

J'ai donc pensé à créer un "mode d'emploi" avec de vraies solutions pour comprendre et adapter sa vie personnelle et professionnelle à ses différences, pour en faire une force.

J'ai croisé dans ma vie trop d'hyperactifs qui n'avaient pas conscience de l'être.

Ils battent des bras pour ne pas se noyer dans cette société où ils ont beaucoup de mal à exister.

Vous qui me lisez, j'espère que vous verrez d'un regard différent et bienveillant les hyperactifs qui sont des personnes « hypersensibles ».

J'ai aussi voulu que le livre soit facilement lisible par les hyperactifs.

Lettre aux hyperactifs

Quelle chance, pour vous tout est possible.

Etre hyperactif c'est avoir des capacités hors normes, elles sont physiques, intellectuelles mais bien sûr différentes pour chacun.

Les hyperactifs ont une volonté à toute épreuve, s'ils le décident, rien ne peut les arrêter quand ils ont un objectif.

Galilée, Benjamin Franklin, Nelson Rockfeller, Jules Verne, Léonard de Vinci, Mozart, Walt Disney, John Lennon, David Guetta, avril Lavigne, Steven Spielberg Jim Carrey ,Justin Timberlake ,Karina Smirnoff ,Kurt Cobain, Liv Tyler, MichaelPhelps Michelle Rodriguez ,Nicole Vaidišová , Paris Hilton, Paul Orfalea, Pete Rose, Richard Branson, Rory Bremner, Roxy Olin, Salma Hayek ,Solange Knowles, Terry Bradshaw Britney Spears, Bruce Jenner, Cammi Granato, Christopher Knight, Courtney Love Daniel Bedingfield, David Neeleman Edward Hallowell, Forrest Griffin, Glenn Beck Heather Kuzmich, Howie Mandel ....

la liste est longue il ne tient qu'à vous de d'ajouter votre nom à la liste .

J'ai modestement ajouté mon nom à la liste en devenant officiellement le premier réalisateur à faire un film en relief pour le cinéma Français en 2010 Mais la réalité c'est que les frères Lumière faisaient déjà de la 3D, j'ai eu de la chance .

Hyperactifs, faites-vous confiance, votre avenir vous appartient, n'écoutez pas ceux qui veulent vous aider sans savoir de quoi ils parlent.

Aujourd'hui il existe dans le milieu médical des médecins qui sont encore persuadés que l'hyperactivité n'existe pas.

Que ce livre puisse vous apporter les outils pour développer votre potentiel.

Olivier Hyperactif heureux !

.

SOMMAIRE

Introduction VII

Etes- vous hyperactif 2

Chapitre I L'enfance 11

Chapitre II L'intelligence hyperactive 33

QI votre ami

Chapitre III Sensibilité, émotion, colère 40

Gérer son hyperactivité

Chapitre IV Famille, couple, amis & 48

hyperactivité

Chapitre V Amour, sexualité & 54

hyperactivité

Chapitre VI Travail & hyperactivité 58

Chapitre VII Hyperactivité & nutrition 65

Chapitre VIII Hyperactivité addictions & 74

drogues

Chapitre IX Apprendre à gérer sa vie 82

Chapitre X Conclusion 100

Etes-vous hyperactif ?

Répondons rapidement à cette question.

Il existe un test qui s'appelle le de test de Conners, facile et rapide à faire. Prenez un stylo et commencez le test. Nous nous retrouverons après, attention le premier test est pour adulte le deuxième pour enfan

Les questions ci-dessous. correspondent à un critère particulier. Vous devrez y répondre en vous basant sur l'échelle qui se trouve à la droite de la page. Pour répondre, faites une croix dans la case qui correspond le plus à comment vous vous êtes senti ou conduit au cours des six derniers mois. Attention si vous pensez à la fin du test être hyperactif il vous faudra aller voir un médecin pour confirmer vos doutes	JAMAIS	RAREMENT	PARFOIS	SOUVENT	TRES SOUVENT
1. À quelle fréquence avez-vous de la difficulté à finaliser un projet, une fois que le gros du travail a été effectué?					
2. À quelle fréquence avez-vous de la difficulté à établir les priorités lorsque vous devez effectuer une tâche qui requiert de l'organisation?					
3 À quelle fréquence avez-vous de la difficulté à vous souvenir de vos rendez-vous ou de vos obligations sociales?					
4 À quelle fréquence repoussez-vous ou évitez-vous les tâches qui nécessitent beaucoup de concentration?					

6. À quelle fréquence vous sentez vous hyperactif ou contraint lorsque vous devez accomplir des tâches, à quelle fréquence vous sentez vous comme une dynamo?					
7. À quelle fréquence, lorsque vous devez travailler sur un projet long et ennuyant, faites-vous des fautes d'inattention?					
8. À quelle fréquence, lorsque vous devez effectuer une tâche ennuyeuse et répétitive, avez-vous de la difficulté à rester concentré sur ce que vous faites?					
9. À quelle fréquence avez-vous de la difficulté à rester concentré sur ce que les gens vous disent, même lorsqu'ils vous parlent directement?					
10. À quelle fréquence, à la maison ou au travail, placez-vous des objets au mauvais endroit ou avez-vous de la difficulté à les retrouver?					
11. À quelle fréquence êtes-vous distrait par les activités et les bruits qui vous entourent?					
12. À quelle fréquence devez-vous quitter des réunions ou d'autres situations au cours desquelles vous devez rester assis?					
13. À quelle fréquence vous sentez vous nerveux ou agité?					

14. À quelle fréquence, lorsque vous avez du temps pour vous, avez-vous de la difficulté à décompresser ou à relaxer?					
15. À quelle fréquence monopolisez-vous les gens lorsque vous vous retrouvez dans des rencontres sociales?					
16. À quelle fréquence, lorsque vous conversez avec des gens, avez-vous tendance à terminer leurs phrases avant qu'ils ne puissent le faire?					
17. À quelle fréquence avez-vous de la difficulté à attendre votre tour lorsque vous vous retrouvez dans une situation nécessitant d'intervenir à tour de rôle?					
18. À quelle fréquence dérangez-vous les autres lorsqu'ils sont occupés?					

Le test de Conners dans sa version enfants est à remplir par les parents et les enseignants,

c'est le point départ du diagnostic d'hyperactivité.

1.Tripote ou ronge certaines choses (ongles, cheveux, vêtements)					
2. Insolent avec les grandes personnes					
3. A du mal à se faire des amis et à les garder					
4. Très irritable, impulsif					
5. Veut tout commander					
6.Suce ou mâchonne (pouce,vêtements couverture)					
7. Pleure facilement ou souvent					
8. Se sent attaqué et toujours sur la défensive					

9. Rêvasse					
10. A des difficultés pour l'apprentissage de la lecture, calcul écriture illisible					
11. Se « tortille » ne tient pas en place					
12. A peur de nouvelles situations, d'endroits, de personnes, lieux, d'aller à l'école					
13. Agité a toujours besoin de faire quelque chose					
14. Destructeur					
15. Ment ou raconte des histoires qui ne sont pas vraies					
16. Timide					
17. Souffre de troubles d'élocution(bégaye, retard du langage)					
18. Nie ses erreurs et accuse toujours les autres					
19. Querelleur					
20. Fait la moue et boude					
21. Prend les choses qui ne lui appartiennent pas					
22. Est désobéissant ou obéit à contrecœur					

23. S'inquiète plus que les autres de la maladie, mort, solitude					
24. Ne finit pas ce qu'il a commencé					
25. Se sent facilement froissé					
26. Brutalise, agresse ou intimide ses camarades					
27. Ne peut pas s'arrêter lors d'une activité répétitive					
28. Cruel					
29. Comportement « bébé » immature collant puéril, constant besoin d'être rassuré					
30. Problème d'attention, fixation ,concentration ou distractibilité					
31. Maux de tête					
32. Changement d'humeur rapide irascible					
33. N'aime pas obéir aux règles ou interdits					
34.Se bagarre constamment					
35. Ne s'entend pas avec ses frères et sœurs					
36. Se décourage facilement devant l'effort					
37. Dérange les autres enfants et les adultes					

38. Enfant foncièrement malheureux					
39. Problème d'alimentation sans appétit se lève après chaque bouchée					
40 Maux d'estomac					
41. Sommeil perturbé (difficulté à s'endormir et se lève tôt) se réveille la nuit					
42. Autres plaintes physique et douleurs					
43. Vomissements, nausées					
44. Se sent lésé à la maison et à l'école					
45. Se vante et fanfaronne					
46. Se laisse écraser, manipuler					
47. Problème d'évacuation intestinale irrégulier, selles molles, constipation etc					

. Attention ce test n'est pas une vérité absolue.

Personnellement je ne me retrouve pas dans le portrait d'un enfant agressif ou violent, je dors comme un bébé, je pense que le comportement hyperactif est très fortement influencé par le milieu dans lequel il nait et grandit.

Si pour vous le résultat de ce test est positif cela doit vous provoquer un double effet :

Le premier est celui d'avoir mis un mot sur un comportement, qui n'était pas explicable jusqu'à aujourd'hui.

Le deuxième effet est celui de se dire, mais alors, je suis malade !

Dans les deux cas soyez patient ce livre contient des réponses pour vous éclairer et vous « gérer »dans les différents moments de votre vie.

L'origine de l'hyperactivité :

D'origine neurobiologique, l'hyperactivité serait due à un dysfonctionnement de neuromédiateurs, dont la noradrénaline et la dopamine.

" On sait que l'hérédité joue un rôle majeur et que le risque d'avoir un enfant L'hyperactif est plus important chez des parents qui ont été affectés par des symptômes similaires pendant leur enfance ", précise le spécialiste. dont une grande majorité de garçons.

Ce discours est nouveau en France, il y a dix ans quand je parlais avec des médecins de l'origine génétique, je voyais que mon avis n'était pas partagé par la majorité. Aujourd'hui nous n'en savons pas beaucoup plus. La science a peu de réponse à donner, mais cela n'a que peu d'importance pour vous, vous êtes hyperactif c'est comme ça. Pour moi c'est une différence génétique !

La génétique détermine la couleur de vos yeux, de vos cheveux de votre cerveau etc..

Le cerveau de l'hyperactif est une sorte de cerveau 2.0. Généralement le kit d'un cerveau d'hyperactif possède un QI supérieur à la moyenne, une curiosité insatiable, une énergie hors norme, une sensibilité extrême.

CHAPITRE I

L'ENFANCE

Un bébé qui né hyperactif est le début d'une aventure pleine de rebondissements à laquelle il va falloir vous préparer.

Des signes sont là pour nous alerter, mais vous avez beau chercher de l'aide autour de vous, vous êtes seul. Chacun y va de son expertise, des parents aux médecins, ils vous expliqueront que c'est normal, c'est votre premier enfant, vous n'y connaissez rien !

Du coté psychologique on vous explique que c'est normal vous êtes juste dépassé, ça ira mieux avec le temps :

- « Docteur mon enfant ne fait pas ses nuits ! »

-« C'est normal », dit le docteur,

-« Mais docteur, il s'énerve et n'arrive pas à manger » -« c'est normal », dit le docteur.

Le plus souvent c'est vous le problème pour les médecins.

En France, l'hyperactivité en est à l'âge de pierre à part quelques rares spécialistes, n'hésitez donc pas à prendre des informations du Canada de Suisse et bien sûr des Etats- Unis d'Amérique.

Pendant les trois quatre premières années d'un bébé hyperactif, il n'y a pas grand-chose à faire sur le plan médical, trop tôt pour le test de Conners.

Vous pouvez mettre en place un plan d'actions pour que ces premières années se passent le mieux possible pour toute la famille.

Votre enfant va bien, mais vous découvrez ses différences, il est d'une énergie incroyable et croire qu'une activité physique va le calmer ne marchera pas.

Que se passe-t-il dans la tête de votre enfant ?

Son cerveau est comme un sapin de noël tout éclairé, chaque information visuelle, auditive ou tactile est expérimentée, attention aux nombreuses bêtises à venir.

Parents, stimulez votre enfant, il aimera et surtout passez d'une chose à une autre dès le premier signe d'ennui.

Il se peut qu'il ne soit pas très « câlin » il faudra alors attendre sans doute plusieurs années avant que cela n'arrive.

L'enfant hyperactif est plein de vie il faudra vous adapter à lui et non pas le contraire

.Les parents doivent faire bloc car les cas de séparation ne sont pas rares, la tâche qui vous attend n'est pas des plus simple, mais croyez-moi le résultat sera au-delà de vos espérances.

Donnez-lui un maximum de liberté, soyez très ferme et logique dans votre éducation.

Pourquoi logique ?

Parce qu'avec un Qi élevé tout illogisme sera très mal perçu.

Surtout ne donnez pas d'ordre si ce n'est pas indispensable et quand vous en donnez, essayez de l'expliquer logiquement et ne cédez pas, jamais.

Vous êtes des parents, votre rôle est d'enseigner à votre enfant votre savoir, ne faites pas l'erreur de vouloir être son ami cela desservira votre enfant.

J'ai appliqué cette méthode, je suis un père sévère et juste et ce sont mes propres enfants qui m'ont remercié de cette éducation « rigide ».

Vous allez avoir de nombreuses tempêtes,

je vais vous donner un exemple pour que vous puissiez imaginer.

Mon fils aîné Denis, hyperactif alors âgé de 8 ans, rentrait de l'école et nous faisait tous les jours une crise, cris, pleurs, cela pouvait durer parfois une heure. Il nous est arrivé, faute de solutions, de le mettre sous l'eau froide pour le calmer et d'autre fois, je le gardais bloqué au sol avec une clé de bras, sans lui faire mal bien sûr, et j'attendais qu'il se calme.

C'était du sport !

Donc vous voilà prévenu.

J'oubliais, vous pourrez répéter à votre enfant une chose tous les jours 50 fois, s'il ne l'imprime pas, vous avez deux solutions, continuer de répéter 50 fois par jour en restant calme car vous le savez cela ne change rien, ou bien ne plus répéter.

Imaginez-vous dans une voiture lancée à 200 km/h le paysage défile trop vite sous vos yeux pour pouvoir le décrire. C'est un peu ça un hyperactif enfant.

Trois choses à prendre en compte pour nous aider ; l'environnement, la nourriture, la stimulation.

Votre environnement est un stimulant permanent pour un enfant hyperactif.

Le choix des couleurs est important le vert, le bleu, le blanc et le brun sont des couleurs calmes, reposantes.

La chromothérapie ou luminothérapie est l'utilisation de la lumière, elle pourra avoir un effet bénéfique dans la chambre et aussi dans la pièce de vie principale.

Son efficacité n'a pas encore était démontrée « officiellement » mais au Japon toute la ligne de métro Yamanote, dans le centre de Tokyo, est équipée de lumière bleue. La couleur bleue aurait un effet apaisant.

Attention je vous conseille de bien vous documenter, évitez les LED et les lampes fluocompactes pouvant être dangereuses.

Sa chambre :

soyez dans le minimalisme, chaque objet est l'occasion d'attirer l'attention de votre enfant. Un gros coffre de rangement pour tous les jouets, une pièce qui inspire le calme voilà ce dont votre enfant a besoin.

Un jardin, ou encore mieux la vie à la campagne sont des atouts, c'est un espace de liberté où il pourra faire toute sorte d'expériences et d'observations, mais ne le perdez jamais du regard car certaines expériences pourraient tourner au désastre.

Pour un hyperactif la nourriture n'est pas anodine car les colorants, conservateurs, arômes artificiels et autres produits créent une augmentation de l'hyperactivité. Les bonbons peuvent même créer de l'hyperactivité chez un enfant « normal ». Privilégiez des produits naturels, personnellement je mange bio. Un hyperactif pourra à l'adolescence vous vider le frigo, pas d'inquiétude, avec sa dépense d'énergie quotidienne le surpoids ne le guettera pas. Il aura tendance à manger même après avoir déjeuné ou diné, il ne pense pas, c'est un automatisme, il a faim, il mange, c'est logique pour lui.

Pour les boissons, les sodas sont à proscrire ainsi que les sirops et les jus, s'ils ne sont pas 100% pur jus. Le sucre contenu dans ces boissons donnent forcément de l'énergie au corps, croyez-vous qu'un hyperactif ait besoin d'avoir un surplus d'énergie ?

Je vous conseille de faire des recherches sur une alimentation naturelle adaptée à votre habitude alimentaire. Personnellement j'aime beaucoup Le Miam-Ô-Fruit de France Guillain, Vous pouvez aussi vous tourner vers des diététiciens, nutritionnistes ou d'autres spécialistes de l'alimentation.

Une fois le cadre posé, vous pouvez démarrer sur de bonnes bases.

Maintenant, commence la réelle confirmation de l'hyperactivité et des troubles associés de votre enfant.

Le parcours à suivre est simple il faut consulter un médecin spécialiste de l'hyperactivité, le CHU de Montpellier, l'hôpital Robert Debré à Paris, l'hôpital neurologique de Lyon, par exemple.

Après une première consultation il y a de fortes chances que vous repartiez avec le test de Conners à remplir pour le prochain rendez-vous.

L'hyperactivité n'étant pas quantifiable aucune analyse médicale ne pourra confirmer l'hyperactivité, donc c'est un jugement basé sur un état constaté ou raconté par les parents et des tiers.

Après confirmation de ce que vous saviez déjà, votre enfant est hyperactif. Il s'ensuit une série de rendez-vous et de tests que je vais vous détailler.

L'hyperactivité a très souvent des symptômes associés, comme le déficit d'attention.

Le psychomotricien vous proposera sûrement après un examen de motricité une rééducation et peut être une thérapie cognitive.

Mais qu'est-ce que c'est ?

Il s'agit de remplacer les idées négatives et les comportements inadaptés par des pensées et des réactions en adéquation avec la réalité.

Le psychologue ou pédopsychiatre évalueront votre intelligence avec un test de Qi et vous proposeront un accompagnement pour votre enfant hyperactif et vous.

Les protocoles seront différents d'un médecin ou d'un hôpital à un autre.

Examen physique global

Anamnèse familiale (L'anamnèse retrace les antécédents médicaux)

Anamnèse de l'enfant

Examen des capacités auditives et visuelles

Examen des capacités intellectuelles et psychomotrices

Un électroencéphalogramme (EEG)

Des tomographies axiales (scan cérébral)

Maintenant que vous connaissez globalement le parcours « officiel » qu'il vous faudra suivre, le tout sur une période de plusieurs mois, je vais reprendre les différents examens et vous donner mon point de vue.

1) Examen physique global

Cet examen a peu de chance de vous apprendre quoi que ce soit car votre médecin généraliste et vous-même connaissez parfaitement votre enfant (sauf cas particulier)

2) Anamnèse familiale

(L'anamnèse retrace les antécédents médicaux)

Cela consiste à faire le tour des deux familles (paternelles, maternelles) et à en connaitre les différentes maladies. Les informations seront données aux médecins. Cela ne changera absolument rien quant à l'hyperactivité de votre enfant, mais vous aurez appris que tonton Albert avait du diabète

3) Anamnèse de l'enfant

Comme précédemment cela n'aidera pas à traiter l'hyperactivité de votre enfant, mais il est logique que le médecin connaisse ses antécédents, votre médecin de famille connait pourtant l'anamnèse.

4) Examen des capacités auditives et visuelles

Sauf si c'est un bébé, vous avez eu plusieurs années pour constater si votre enfant a un problème auditif ou visuel Je ne vois aucun rapport avec l'hyperactivité de près ou de loin.

5)Examen des capacités intellectuelles et psychomotrices.

Le test de Qi c'est une blague pour un hyperactif car en fonction de l'heure, de l'humeur et surtout du déficit d'attention, le résultat sera très différent. Il permettra néanmoins de déterminer la mémoire, la compréhension, l'arithmétique, la culture générale, la logique, l'appréhension de l'espace, les capacités d'analyse et de synthèse, ainsi que la persévérance. Certains de ces exercices sont oraux, d'autres sont écrits ou dessinés.

En résumé, oui au test de QI mais le résultat ne sera jamais précis, il vous donnera une idée générale, pas plus.

6) Examen de psychomotricité :

La motricité fine n'est pas parfaite chez beaucoup d'hyperactifs, faire le point peut donner une bonne idée des difficultés moteur de votre enfant.

Mais peut-elle changer ou aider l'hyperactivité ? NON !

Cette examen aide sur d'autres troubles souvent associés à l'hyperactivité comme la dyspraxie, la dyscalculie, dyslexie, la dysorthographie, la dysgraphie, etc.

7) Electroencéphalogramme (EEG)

L'électroencéphalogramme est un examen qui repose sur la mesure de l'activité électrique du cerveau. Celle-ci est effectuée par l'intermédiaire d'électrodes placées au contact du cuir chevelu.

Si l'activité du cerveau pouvait déterminer sur un électroencéphalogramme des différences électriques liées à l'hyperactivité ; alors nous aurions un moyen sûr de déterminer l'hyperactivité.

Mais aujourd'hui ce n'est pas encore le cas.

Alors à qui sert cet examen ? À vous ? NON. Il sert à la médecine à progresser et comprendre. Conclusion cette examen ne changera pas le traitement ni le diagnostic de l'hyperactivité.

8) **Tomographies axiales** (scanner cérébral)

C'est comme pour l'électroencéphalogramme sur le plan du résultat avec une très importante différence, vous n'apprendrez rien mais vous risquez de traumatiser votre enfant. Passer un scanner est impressionnant pour un enfant. J'ai refusé le scanner pour mon fils, et le neurologue m'a confirmé que c'était surtout pour eux, concernant mon fils cela ne changerait rien.

9) **Pédopsychiatre** :

C'est celui qui va établir le diagnostic et le traitement de votre enfant et le suivre. Il est spécialisé dans les maladies mentales. Mais pour moi, l'hyperactivité n'est pas une maladie et encore moins une maladie mentale, mais une différence.

Si l'hyperactivité est abordée comme une maladie et qu'elle ne l'est pas, vous n'obtiendrez aucun résultat positif pour votre enfant, ce sera même le contraire, j'en garde un très mauvais souvenir.

Croyez-moi, quand on a un enfant hyperactif on a autre chose à faire que de courir les hôpitaux pour rien.

Chaque médecin ira de sa grande explication pour vous proposer un suivi adapté, il faudra choisir une direction.

Mon conseil ; si vous êtes des parents émancipés, prenez vos décisions, ne vous noyez pas dans le monde médical, qui comme nous l'avons vu, ne peut pas grand-chose pour vous dans l'ensemble.

La seule « solution » que l'on peut vous proposer sera des médicaments.

Nous allons maintenant parler d'un sujet Ô combien polémique ; le traitement médicamenteux.

A partir de l'âge de six ans vous allez avoir la possibilité de mettre votre enfant sous méthylphénidate.

Le méthylphénidate ou MPH, est un stimulant du système nerveux central dérivé des pipéridines2 et proche, du point de vue pharmacologique, des amphétamines. Il est utilisé comme psychostimulants. Sa principale indication est le trouble du déficit de l'attention avec ou sans hyperactivité (TDAH).

Le choix de médicamenter ou pas son enfant ?

Si votre enfant va avoir six ans et que vous vous posez la question de donner ou non à votre enfant ce médicament, c'est que votre situation au quotidien est difficile. Je suis passé par là et je sais combien d'énergie cela demande au quotidien.

Ritaline, Concerta, Strattera, voici le nom des trois médicaments principaux, ils sont classés dans la catégorie des stupéfiants.

Forcément en bon parent vous allez vous informer sur internet et vous avez peur.

Tous ces points de vue, que faire, qui croire, pas de panique nous allons voir cela de manière pragmatique.

1°) La Ritaline

Elle a été créée en 1944 à Bâle par le chimiste Leandro Panizzon, son nom commercial provient du prénom de son épouse Marguerite qu'il surnommait Rita.

La Ritaline est utilisé chez l'enfant depuis le début des années soixante .Ce médicament et ses effets sont très bien connus puisque cela fait plus de cinquante ans qu'il est utilisé. Donc globalement, on peut se projeter sur cinquante ans pour connaitre les effets de la Ritaline.

Comme la plupart des médicaments, les effets secondaires peuvent être nombreux sur la notice, mais ce n'est pas pour autant que nous les avons tous, bien heureusement.

Je vous propose une liste exhaustive des effets indésirables

Troubles neurologiques: mouvements choréiformes, tics ou aggravation des tics existants, troubles nerveux réversibles, migraines, syndrome malin des neuroleptiques.

Yeux: troubles de l'accommodation.

Maladies cardiaques: mort cardiaque subite, infarctus du myocarde.

Maladies vasculaires: troubles cérébrovasculaires ou hémorragie, vascularite, syndrome de Raynaud, sensation de froid dans les extrémités

Troubles gastro-intestinaux: trouble de la fonction hépatique.

Peau: dermatite exfoliatrice, syndrome de Stevens-Johnson, érythème polymorphe, exanthème pigmenté.

Reins et voies urinaires: hématurie.

Système reproducteur et sein: gynécomastie, priapisme.

Infections

Très fréquent: Rhinopharyngite*.

Troubles métaboliques et nutritionnels

Très fréquent: diminution de l'appétit**.

Occasionnel: anorexie, prise de poids et de taille modérément réduite en cas d'utilisation prolongée chez les enfants.

Circulation sanguine et lymphatique

Très rare: leucopénie, thrombopénie, anémie.

Troubles psychiatriques: suicide, tentatives de suicide, pensées suicidaires, comportements stéréotypés (souvent répétés de façon pathologique), hallucinations tactiles.

 Réactions d'hypersensibilité, y compris œdème de Quincke et anaphylaxie.

Très fréquent:

insomnie, nervosité. Fréquent: comportement anormal, agressivité, excitation, anxiété, dépression, irritabilité, agitation*, troubles du sommeil*.

Des cas de comportement suicidaire, ou de passage à l'acte suicidaire ont été rapportés chez des patients traités par le méthylphénidate. Le rôle du méthylphénidate dans ces cas est encore mal connu.

Système nerveux

Très fréquent: nervosité et insomnie. Ils apparaissent en début de traitement et peuvent cependant céder à une réduction de la dose ou à l'omission de la dose de l'après-midi ou du soir.

Fréquent: céphalées, somnolence, vertiges, dyskinésie, tremblements*.

Très rare: convulsions, tics ou exacerbation de la symptomatologie chez les patients déjà atteints de tics, maladie de Gilles de la Tourette, état dépressif passager, artérite cérébrale et/ou occlusion, troubles cérébrovasculaires, hémorragies cérébrales et accidents vasculaires cérébraux.

De très rares cas mal documentés de syndrome malin des neuroleptiques (neuroleptic malignant syndrome, NMS) ont été signalés. Toutefois, les patients avaient pris d'autres médicaments dans la plupart des cas. Le rôle de Ritaline dans ces cas est incertain.

Troubles oculaires

Rare: difficultés de l'accommodation et vision floue.

Troubles cardiaques

Fréquent: tachycardie, palpitations, arythmies, variations de la pression artérielle et de la fréquence cardiaque (habituellement dans le sens d'une augmentation).

Rare: angine de poitrine.

Globalement vous venez de lire tous les effets indésirables de la Ritaline.
Pour vous rassurer un peu !

,Brûlures d'estomac ou indigestion; douleur ou gêne abdominale légère à modérée, crampes d'estomac, nausée; douleur, bourdonnement d'oreilles; douleur abdominale ou gastrique grave et persistante, crampe ou une sensation de cuisson; signes d'un saignement (saignement du nez, ecchymoses, sang dans l'urine, toux avec expectoration sanglante, saignement des gencives, coupures qui n'arrêtent pas de saigner, fatigue ou faiblesse inaccoutumée; vomissements. Perte de l'audition; signes de saignements de l'estomac, signes d'une réaction allergique grave

La liste que vous venez de lire donne les effets indésirables de l'ASPIRINE, donc pas de panique la prise de ritaline (Méthylphénidate chlorhydrate) est très encadrée en France, je vous en parlerai en détails plus tard, passons maintenant aux autres médicaments ; le concerta et le strattera.

La composition de la ritaline et du concerta est le Méthylphénidate chlorhydrate, mais quand on regarde la substance active, on remarque de très nombreuses différences.

Les substances actives pour la ritaline sont :

Méthylphénidate chlorhydrate Excipients communs : Gélatine, Talc

Autres excipients (spécifiques à certaines formes) : Amidon de blé (gluten), Ammonio méthacrylate copolymère, Calcium phosphate, Copolymère d'acide méthacrylique, Fer jaune oxyde, Fer noir oxyde, Fer rouge oxyde, Lactose cristallisé, Macrogol 6000, Magnésium stéarate, Saccharose, Titane dioxyde, Triéthyle citrate

Les substances actives pour la Concerta sont :

Butylhydroxytoluène (E321), acétate de cellulose, hypromellose (E464), acide phosphorique concentré, poloxamère 188, oxydes de polyéthylène 200K et 7000K, povidone K29-32, chlorure de sodium, acide stéarique, acide succinique, oxyde de fer noir (E172), oxyde de fer rouge (E172) et oxyde de fer jaune (E172).Pelliculage : oxyde de fer rouge et jaune (E172), hypromellose (E464), lactose monohydraté, dioxyde de titane (E171) et triacétine.Film transparent : cire de carnauba, hypromellose (E464) et macrogol 400.Encre d'impression : oxyde de fer noir (E172), hypromellose (E464), alcool isopropylique, propylène glycol et eau purifiée.

Comme vous l'avez remarqué dans le concerta il y a même de l'encre d'impression, quant au E171 c'est un colorant blanc fait de nanoparticules, ce qui représente pour moi un danger, pour la santé.

Pour l'Etat français , tout va bien, la preuve vous en avez beaucoup et dans tout, maquillages, bonbons, crèmes solaires...... bref la liste est longue. Les nanoparticules sont si petites qu'elles traversent toutes la barrière du corps pour se fixer dans le foie et le cerveau, voilà vous êtes au courant !

Le strattera est différent des deux autres médicaments, sa substance active est le chlorhydrate d'atomoxétine.

En 2011 on pouvait lire écrit par la haute autorité de santé :

« Compte *tenu des données d'efficacité, des préoccupations en termes de tolérance et au regard du médicament de référence (méthylphénidate), l'intérêt thérapeutique de strattera n'est pas établi.* »

En 2012 le médicament était retiré de la vente en France mais il continue d'être commercialisé dans de très nombreux pays.

Si pour votre enfant vous choisissez la médication, les comprimés à dissolution lente permettent d'avoir des prises de médicament plus espacés.

Il y a un côté pratique, pour l'école notamment, car il n'est pas simple en France de prendre un médicament comme la ritaline dans un établissement scolaire. Ce médicament est un stupéfiant délivré sur ordonnance sécurisée d'un médecin pour une durée de 28 jours maximum. .C'est aussi un médicament à prescription restreinte.

Cela signifie que la première ordonnance est établie par un médecin hospitalier.

La première prescription est valable un an et elle doit être présentée au pharmacien avec chacune des ordonnances de renouvellement tous les 28 jours, qui peuvent être rédigées par un médecin de ville.

Si vous préférez quelque chose de plus classique les comprimés « normaux » existent, la posologie devra être réglée avec beaucoup de précision, car seule la dissolution lente libère progressivement la substance active. Ce sera à vous de faire votre choix en connaissance de cause.

Un médicament pour quoi faire ?

Les parents d'enfants hyperactifs savent que c'est loin d'être facile tous les jours. Pour les autres, il est inimaginable de pouvoir comprendre le quotidien de parents d'enfants hyperactifs, il faut le vivre pour réaliser à quel point la tâche est difficile. Il y a le jugement des gens, les rendez-vous à répétitions chez les médecins, les rendez-vous à l'école avec les professeurs, et la gestion de votre enfant etc.

Le médicament est un calmant pour les hyperactifs, mais un puissant stimulant pour les autres.

Il n'a pas vocation à guérir votre enfant, il le calme.

La décision de médiquer sont enfant peut être vécue comme un véritable échec, heureusement ce sentiment disparaitra très vite.

La première fois que j'ai donné de la ritaline à mon fils, j'étais d'abord très mal à l'aise, ses pupilles avaient changées, mon fils était tout calme, trop calme, je ne le reconnaissais plus. Puis, le « miracle » arriva ! Pour la première fois j'avais l'impression de découvrir mon enfant

L'appréhension du départ s'estompa au fur et à mesure de la découverte, pour mon fils comme pour moi, de son nouveau comportement empreint de calme..

Le médicament remplissait parfaitement son rôle. Denis mon fils a pris de la ritaline à l'âge de six ans, à l'âge de seize ans il a voulu arrêter et je l'ai soutenu. Aujourd'hui, il a dix-huit ans, il ne boit pas, ne fume pas et partage sa vie entre l'école et le sport de haut niveau.

Médiquer ou non est un choix qui vous appartient, bien sûr, dans l'idéal il ne faudrait pas, mais rien ne vous empêche d'essayer avec l'accord de votre médecin et vous pourrez vous faire une idée précise de l'effet du médicament sur votre enfant. (Un essai ne se fait pas sur un jour ou deux bien évidemment)

Je ne rentrerais pas dans la polémique que suscite l'hyperactivité et son traitement, vous vous apercevrez que chacun y va de sa théorie de tata Danielle aux grands professeurs de médecine. Ne vous laissez pas polluer par tous ces gens, ce doit être votre choix pour votre enfant en connaissance de cause.

L'hyperactif et l'école :

Le choix de l'école et pourquoi :

Votre enfant a besoin d'un espace de liberté bien plus grand que les autres enfants, le cadre classique de l'école ne s'y prête pas. Rester en place toute une journée est une torture pour un hyperactif.

La méthode d'enseignement n'est pas adaptée, elle est trop lente pour une grande majorité d'hyperactifs. Il faut comprendre que son agitation physique est un peu la même qu'à l'intérieur de sa tête.

L'hyperactif réfléchit à dix mille choses et quand il agit c'est souvent sans réfléchir.

Il y a des alternatives, personnellement je choisis en premier les écoles Steiner ou celles qui appliquent la méthode Steiner-Waldorf Ces écoles disent vouloir articuler les enseignements intellectuels et l'exercice d'activités artistiques et manuelles.

Dans le même esprit, les écoles Montessori et Freinet. Chacune de ces méthodes d'enseignement place l'enfant dans un environnement et une méthodologie éducative épanouissante, y apprendre est un plaisir.

En France la majorité de ces écoles sont privées donc chères .Il existe d'autres écoles, il vous faut chercher en fonction de votre région.

N'oubliez pas c'est l'école qui doit être adaptée à votre enfant et pas le contraire.

Il y a aussi la possibilité de l'éducation à domicile par un organisme comme le CNED ou par les parents.

Si vous avez un environnement adapté cela peut être une bonne solution.

Il faut dans les deux cas que les parents soient capables d'expliquer et d'aider leur enfant pendant toute la scolarité.

Si vous optez pour cette méthode, essayez de faire des leçons qui soient rapides et variées en fonction de l'état d'agitation de votre enfant.

Ne soyez pas rigide, même s'il vous tourne le dos, il entend et mémorise parfaitement.

L'hyperactif et le système scolaire :

Le système classique n'est pas adapté selon moi.

Un hyperactif dans une classe c'est comme un lion en cage. Il s'ennuie très vite, il a besoin de bouger de penser à autre chose, toutes les occasions seront bonnes pour lui.

Punir, menacer, brimer, crier !

Rien ne fonctionnera sur ce principe. Il faut expliquer et éviter de s'emporter, ce qui n'est pas facile pour un professeur qui a une trentaine d'élèves

Le point commun à de nombreux hyperactifs, c'est le grand nombre d'écoles fréquentées pendant leur scolarité.

Même si votre enfant ne vous parait pas spécialement intelligent, connaître son vrai potentiel prendra du temps pour lui, comme pour vous.

Le quotidien d'un enfant hyperactif, il n'est pas rare que ce soit les hôpitaux.

L'hyperactif se blesse souvent car il est casse-cou, il grimpe, saute partout et fait de multiples expériences, parfois surprenantes, surtout pour vous.

Pour ce qui est de ses copains, il en changera très souvent, mais il saurât se faire des amis, peu et bien choisis.

Dans l'excès et le non contrôle, il agit souvent par impulsivité. Il a à peine le temps de penser à faire une chose que son corps est déjà en action, d'où un coté qui parait brutal vu de l'extérieur.

Le paradoxe est sa très grande sensibilité car elle ne se voit pas.

Chez vous, je vous conseille du solide dans le choix des meubles, évitez tous les meubles avec des angles pointus, cela vous évitera du stress.

Tout sert de terrain de jeu, mettez à la cave tous les objets auxquels vous tenez c'est plus prudent. S'il casse un objet, ne soyez pas surpris ou fâché, il ne le fait pas exprès, avec le temps ça ira de mieux en mieux. .

Chaque enfant manifeste son hyperactivité différemment, cela dépend de son environnement, de son caractère et de manière plus générale de son bien-être.

Contrairement à un autre enfant, l'hyperactif évolue par bonds. Si c'est le moment pour lui, l'évolution est rapide.

C'est un passionné qui aime comprendre, il va s'intéresser à de nombreux sujets, certains pendant cinq minutes, d'autres une semaine, une chose est sûre, il changera souvent c'est dans sa logique de fonctionnement.

La famille et les amis peuvent vous être d'un grand secours, vous aurez besoin de temps pour votre couple, de calme et de repos pour recharger vos batteries.

Vous séparer de votre enfant le temps d'un weekend fera du bien à toute la famille.

Parents, je vous souhaite de réussir dans l'amour et l'harmonie, votre vie de famille hyperactive.

CHAPITRE II

L'INTELLIGENCE HYPERACTIVE

L'intelligence et l'hyperactivité quel lien ?

Le Qi d'un hyperactif est souvent supérieur à la moyenne, pour le connaitre il faut faire un test de QI.

Faites-le dans de bonnes conditions, ce qui n'est pas facile pour un hyperactif, le résultat peut-être très variable.

Pour avoir un résultat optimum je vous conseille de le faire idéalement à l'âge adulte.

L'intelligence d'un hyperactif est très souvent masquée par son impulsivité. Quand on dit cent fois la même chose à une personne et qu'elle ne comprend pas, on se dit qu'il n'y a rien à faire, elle est « bête » elle ne comprend pas !

Un hyperactif c'est différent, il vous entend il comprend, mais son esprit est ailleurs.

Prenons un exemple concret :

Vous rentrez chez vous chaque soir et à chaque fois votre ami (e) s'énerve parce que vous ne vous êtes pas essuyé les pieds pour la mille et unième fois.

Pourquoi ?

Parce que pour vous hyperactif cela n'a pas d'importance de s'essuyer les pieds, et votre esprit, au moment où vous êtes en train de passer sur le paillasson est occupé par bien d'autres pensées. Si vous voulez vous essuyer les pieds à chaque fois, il y a des solutions, comme le marquer en gros sur la porte, car si ce n'est pas sous vos yeux, vous ne le regarderez pas.

Pour d'autres choses, pas la peine de le répéter vous l'avez lu, entendu ou vu un instant, c'est gravé.

C'est un vrai problème, comment savoir ?

A l'âge adulte, on peut apprendre à mieux gérer des situations du quotidien qui peuvent énerver l'autre.

En fait j'ai remarqué chez certains que leur hyperactivité avait évolué avec l'âge. Jusqu'à l'âge adulte elle se cantonnait plutôt aux corps, c'est l'expérience du matériel et des interactions humaines qui prime, après le cerveau prend une partie de cette énergie, curieux il va se mettre à apprendre tout seul et dans de nombreux domaines.

Avoir un quotient intellectuel au-delà de la normale est un atout majeur pour un hyperactif.

Naturellement, il se tournera vers tout ce qui va l'aider

. Prenons la motricité fine qui a quelque « faiblesse » en général chez les hyperactifs.

Le sport qui est pratiqué sert souvent de rééducation alors que les parents, le professeur de sport et l'enfant n'en ont pas réellement conscience.

Ses choix ont tendance à améliorer son contrôle de l'hyperactivité à tout âge.

L'association Mensa a pour vocation l'épanouissement, les rencontres et l 'échange pour les hauts QI.

Lors de mes discussions avec des membres, ils m'ont fait part du nombre important d'hyperactifs dans leur association.

Une autre chose m'a surpris, le nombre de personnes qui malgré leur intelligence ne réussissent pas dans la vie.

Etre intelligent veux dire être logique, la plupart des gens agissent de manière illogique, la société est illogique, le monde est illogique, pensez que peu de gens mangent à leur faim sur notre planète, les guerres, pour Dieu, le pétrole ; l'or ; illogique ! Bref ; des illogismes vous en trouverez partout.

Je comparerais les gens intelligents à des ordinateurs fonctionnant en système binaire (0 et 1) ; si pour eux une réponse n'est pas claire, exacte, elle ne peut pas être traitée et assimilée correctement.

On peut être intelligent, mais ne pas l'exploiter, comment ?

Parce que lorsque vous avez grandi dans une famille qui n'a pas détecté ni compris l'hyperactivité vous subissez en permanence des agressions verbales. Personnellement, je fus depuis petit, traité de débile, d'idiot d'attardé mental,(par mon père) je le cru jusqu'à l'âge de treize ans.

Je ne suis pas un cas isolé, c'est commun à beaucoup d'hyperactifs.

Les parents placent tellement de projection sur leur progéniture, qu'un enfant qui n'écoute pas, qui a l'air de ne pas tout comprendre est vécu comme une grosse déception.

« Qu'est-ce que j'ai fait à Dieu pour avoir un enfant pareil »,

ce genre de phrase est évidemment très préjudiciable à un hyperactif.

Comment croire que vous êtes intelligent alors que l'on vous a répété pendant des années le contraire. Il m'a fallu attendre l'âge de 35 ans pour, et par accident savoir que j'avais un QI élevé, et je n'ai pas su pendant longtemps à quoi cela aller me servir de le savoir.

Mon exemple est très commun, donc faites attention parents aux mots que vous prononcerez, énervés, à votre enfant hyperactif.

Pour moi un hyperactif met plus de temps à finir ses apprentissages, des changements importants de la personnalité et du comportement se produisent à l'âge adulte .Bien sûr un hyperactif à haut QI peut manipuler son entourage, l'école, la famille.

L'éducation que l'on reçoit y est pour beaucoup.

En résumé : il est très difficile de cerner l'intelligence d'un hyperactif durant son enfance, vous pourriez me dire « Et les tests de QI ?

Si lors du test de QI votre hyperactivité est à son maximum, le test ne sera pas le reflet de votre intelligence mais au contraire il vous affirmera l'inverse.

Avoir un haut QI c'est le moyen de maitriser, modifier, et améliorer son comportement physique et psychique.

Les génies hyperactifs comme Mozart ou Léonard de Vinci sont une catégorie à part. Leur vie n'est pas facile au quotidien, pour un génie, les gens normaux sont comme des enfants .

Leurs capacités les rend unique et donc incompris.

 Il est facile de les détecter, les tests de QI ne sont plus vraiment fiables au-dessus de 200.

Le QI « normal est globalement à 100, cela peut varier en fonction des tests et des pays Einstein était à 160. Mais nul besoin d'un test quand on est en face d'un petit Mozart.

CHAPITRE III

SENSIBILITE
EMOTION
COLERE

GERER SON HYPERACTIVITE

Sensibilité, Emotion, Colère dans l' hyperactivité :

Un hyperactif adulte ou enfant est hypersensible même si cela ne se voit pas, de prime abord, sa sensibilité est souvent masquée par un caractère fort et l'impulsif.

Qu'est-ce que j'appelle hypersensibilité et comment se manifeste-t- elle ?

L'hyperactif est d'une sensibilité hors norme, ce qui est un détail pour vous, peut prendre des proportions démesurées chez lui. Il est très difficile de définir sa sensibilité avec précision, elle peut se manifester à tout moment.

Attention, les injustices sont en générale très mal vécues par l'hyperactif. Il n'hésitera pas à se mettre dans des situations difficiles, souvent pour les autres.

Sa sensibilité est très paradoxale, il vous donnera, à certains moments l'impression de ne penser qu'à lui, et à d'autres, il sera exactement tout le contraire.

Quand son impulsivité est mélangée à des émotions très fortes, ses réactions sont instantanées, elles ne passent pas par la réflexion. Il est dans un mode action- réaction.

Le centre des émotions chez l'hyperactif a un fonctionnement diffèrent du commun des mortels..

Essayer de changer ce comportement ne marchera pas, mais vous pouvez apprendre à le contrôler.

Attention ! Ses colères peuvent être très fortes. Mais vous l'avez compris maintenant, un hyperactif est semblable aux autres, en plus, plus, plus, plus, plus gentil, plus intelligent, plus énergique, plus énervé, il est souvent dans des excès de toutes sortes.

L'hyperactif à tendance à bouder, c'est le premier signe d'un changement d'état, cela signifie qu'il est triste ou qu'il a une grande déception, cela peut durer plusieurs jours.

Un autre effet de son hypersensibilité, il aime parler, il dit ce qu'il pense, souvent noyé dans beaucoup d''autre discours et si vous ne le comprenez pas, un jour c'est la rupture, sans préavis. C'est valable dans tous les domaines, au travail il pourra donner sa démission sur un coup de tête, en amitié c'est pareil.

Pour lui les valeurs sont importantes, surtout les siennes et c'est sa logique qui passe en premier. Il peut mettre parfois des années avant d'aller à la rupture. Qui sera définitive, s'il n'a pas le choix.

Quand un hyperactif vous dit « je vais faire ci ou ça », il peut le dire tous les jours, être comme monté en boucle et soudainement, alors que vous ne le croyez plus, il le fait. Le contraire est aussi vrai.

D'un naturel entrepreneur, il n'hésite pas à démarrer de très nombreux projets, rares sont ceux qui iront au bout.

Rien ne peut stopper un hyperactif quand il a un but précis, à part la mort peut être !

Les hyperactifs le savent, les autres trouveront mes propos exagérés et pourtant, c'est vrai.

Rien ne fait peur à un hyperactif.

Il est capable de tout oser et pourtant il est souvent timide ; là il n'y pas de paradoxe. En effet, même la timidité est impuissante face à l'impulsivité de son hyperactivité.

C'est aussi pour cela, l'hyperactif peut rentrer dans des crises de nerfs, en fait sa contrariété est si forte qu'il a besoin de l'expulser. Portes, murs, et divers objets en feront les frais. Il n'y a pas à proprement dit de méchanceté ou d'agressivité dans ce genre d'acte, il n'y a pas de violence gratuite, mais des émotions trop fortes qu'il faut extérioriser à tout prix.

Il faut apprendre à gérer ses émotions.

Je vais vous expliquer maintenant pourquoi l'hyperactif arrive à se mettre dans un tel état.

La première chose à comprendre c'est que la France est une société normée au maximum. Tous les enfants doivent savoir lire la même année, c'est « magique ».Tous au même moment, sinon c'est le redoublement et au final, une école spécialisée.

Soit une insertion au système, ou une exclusion.

Il y a des pays ou l'individualité est heureusement davantage prise en considération comme, la Suède et le Canada par exemple.

Pas la peine de développer d'avantage vous avez compris. L'hyperactif, n'aime pas qu'on lui dise ce qu'il doit faire.

Toute forme de limitation à tendance à influer ses émotions et provoquer des réactions qui semblent disproportionnées, l'hyperactif ressent cela comme une grande injustice. Il a besoin d'être libre.

La zone rouge :

Je définis ce que j'appelle la zone rouge :

C'est la zone dans laquelle on passe en mode hyperactif, « alors en dehors de la zone rouge, est-on normal ? ».

Oui et non, l'hyperactivité se manifeste par des stimuli et des interactions.

Comment fonctionne la zone rouge ?

Prenons l'exemple simple d'une scène de ménage.

Pour un hyperactif la gestion est très différente, si la plupart des couples passent à autre chose après quelques minutes, ce n'est pas le cas de l'hyperactif.

Une fois la zone rouge franchie, en sortir est difficile.

Un hyperactif additionne les stress et il continue à alimenter son hyperactivité. Tout va lui servir à entretenir cette état .à son insu la plupart du temps.

Se changer les idées n'apportera rien, notre énergie négative ne se dissipera pas, bien au contraire elle va l'entretenir. La zone rouge est comme un feu de cheminée, une fois allumé si on veut l'éteindre il faut attendre que tout le bois soit consumé, ou alors prendre les grands moyens et noyer le feu avec de l'eau, mais la plupart du temps l'hyperactif remet des bûches.

Quand la zone rouge est atteinte il y a des solutions pour que cela ne dure pas des heures, des jours.

Stoppez immédiatement les stimuli extérieurs, les possibilités sont nombreuses, à vous de trouver ce qui vous correspond le mieux.

Si vous pensez que le sport fera le travail c'est faux, un footing ne changera rien, vous allez courir en ruminant et restant dans la zone rouge, vous repartirez à fond .

Si c'est le sport et pas autre chose, alors choisissez un sport adapté comme la boxe, le rugby, de manière général un sport qui demande beaucoup d'énergie et de concentration. L'équitation pourra aussi fonctionner, mais pour son rapport apaisant à l'animal.

La méditation est ce que je vous préconise, elle peut se pratiquer partout, debout, dans le métro, allongé dans votre lit ou même en marchant, c'est ce que je fais. Les études récentes ont démontré, et pour la première fois, que l'intensité de la méditation stimule les dendrites qui conduisent l'influx nerveux du cerveau. (IRM) et les synapses. Les chercheurs s'accordent à dire que cela permet de mieux gérer ses émotions. Un bel outil pour un hyperactif qui souhaite mieux contrôler ses émotions.

Il existe de nombreuses formes de méditation, une fois la technique assimilée vous pourrez pratiquer seul chez vous et même au travail.

Le chant, si vous savez chanter, faites le quand vous êtes en zone rouge, pour permettre à vos émotions de s'extérioriser. Le heavy métal ne marchera pas, ni les paroles des chansons qui, comme les bûches, alimenteront votre zone rouge.

Les chansons :

Des musiques gaies, seront positives et vous aideront à ressortir de la zone rouge.

La nourriture aide beaucoup, j'y consacre un chapitre.

Sachez apprendre à cerner votre zone rouge et à mettre en place une ou plusieurs des propositions que je vous ai faites. Réduisez les stimuli, attention à l'alcool qui peut être amplificateur.

La Marijuana est couramment utilisée par les médecins en Californie pour traiter les hyperactifs.

Attention la loi française interdit l'usage de stupéfiants. Il. est vrai que c'est un moyen rapide de sortir de la zone rouge, mais le dosage doit être thérapeutique et non récréatif.

Je vous conseille de choisir votre propre méthodologie afin de vous extraire de la zone rouge, faites-vous confiance, vous savez ce qui vous détend, vous êtes intelligents et le temps est votre atout.

Sachez concentrer votre attention apprenez à stopper vos pensées négatives.

CHAPITRE IV

FAMILLE
COUPLE
AMIS

L'hyperactif en famille :

Les rapports familiaux dans l'enfance sont exclusifs avec la mère ou le père, rarement les deux à la fois. La raison est simple, la majorité des parents sont généralement en conflit entre eux à propos de leurs enfants.

L'enfant est très fusionnel avec la mère, il a besoin de beaucoup d'amour. Il n'est pas rare que l'enfant ne soit pas affectueux avec son père pendant les premières années de sa vie.

Petite piqûre de rappel, n'attendez pas un résultat immédiat, il lui faudra beaucoup de temps et d'amour pour trouver son réel potentiel.

Exclusif dans tout, sa famille subit son hyperactivité qu'il essaye de contrôler tout au long de la journée. C'est chez lui que les explosions, les crises de nerfs s'expriment le plus fréquemment.

Les fins de journée sont difficiles pour les hyperactifs ; le flux de stimuli est à son maximum, la fatigue aussi. Il est dans la fameuse zone rouge, il sera difficile de le calmer.

C'est pareil chez l'adulte hyperactif, une mauvaise journée a comme conséquence une soirée à ruminer, à s'énerver.

Que ce soit en famille ou en couple il prend beaucoup de place. Il aime les relations fusionnelles, avec sa famille.

L'hyperactif en couple :

Toujours dans les extrêmes il est le plus amoureux et sérieux qui soit ou alors il est volage. S'il est l'un il peut être l'autre, c'est en fonction du comportement du conjoint. S'il est déçu par votre attitude, il vous descendra du piédestal sur lequel il vous a placé.

Il remplit à lui tout seul l'espace. S'il joue à un jeu vidéo, il vous répondra par politesse un « *oui oui d'accord* ». « à toute vos questions, trop absorbé il n'aura même pas écouté votre question.

Ne vous énervez pas, c'est pour vous le moment de faire ce que vous voulez, il est comme « absent ».

Une personne hyperactive qui se met en couple avec une personne qui a un tempérament trop latin, c'est la garantie de nombreux conflits et scènes de ménage.

Dans son couple l'hyperactif a besoin d'espace, mais il est très collant, encore un paradoxe, c'est un équilibre changeant entre le besoin d'être libre et l'amour fusionnel qu'il vous porte.

Pour lui, vous êtes la personne la plus importante du monde, forcément quand l'hyperactif aime c'est hors norme.

Attention à sa sensibilité, vos critiques peuvent lui faire beaucoup de mal.

En fonction du contrôle de son hyperactivité et de son environnement professionnel, la fluctuation de ses humeurs sera très différente.

Il parle en boucle de la même chose pendant des heures ou revient toutes les cinq minutes à la charge. Il vous fait vivre ses passions ses réflexions, des moments magiques à refaire le monde.

Vous l'avez compris vivre avec un hyperactif c'est la garantie d'une vie riche en émotions, bonnes ou mauvaises.

 Ne soyez pas sur lui, arrêtez de lui demander trop de choses, vous allez le faire monter dans la zone rouge.

Un hyperactif amoureux déplacera des montagnes, rien ne peut l'arrêter soyez soudés et ensemble vous irez loin.

L'hyperactif et ses amis :

Très à l'aise avec les gens, il crée facilement de nouvelles amitiés, qui pour la plupart ne dureront pas.

 L'hyperactif à peu de vrais amis, mais ses amitiés sont sincères et peuvent durer toute une vie, cela dépend beaucoup de l'autre. Si son ami agit avec des règles de conduite qui ne lui plaisent pas, il stoppera instantanément la relation, même si elle dure depuis vingt ans.

Plus jeune ; c'est un vrai défilé de copains à la maison. Quand il a fait le tour de la personnalité d'un copain, il passe au suivant.

J'ai remarqué que les hyperactifs s'attirent, c'est surement cette hypersensibilité qui les rassemblent ainsi qu'une énergie commune qu'ils ne trouvent pas chez les autres personnes.

Ce qu'il aime, c'est les gens intelligents, intègres, avec un bon sens moral.

Il sera toujours disponible pour ses amis, jour et nuit. Son 'amitié est totale, vous pouvez compter sur lui dans les coups durs, il répond présent

CHAPITRE V

AMOUR

SEXUALITE
&
HYPERACTIVITE

Aie !! Là aussi il y a de grandes différences avec la norme.

Oui un hyperactif peut avoir une hypersexualité.

Homme ou femme les hyperactifs des deux sexes sont logés à la même enseigne.

Il y a deux cas de figure.

Si l'hyperactif est amoureux il sera fidèle sinon, il va suivre son instinct animal et multiplier les relations éphémères

. Elles peuvent se compter en centaine voire milliers, et je n'exagère pas .

La sexualité peut devenir un vrai handicap. Il n'est pas rare d'avoir des phases de sexe -addict qui peuvent durer dans le temps. L'hyperactif n'arrive plus à faire autre chose, il ne pense qu'au sexe, c'est un besoin qui devient comme vital.

Son endurance est bien évidement hors norme, il fait l'amour pendant des heures et des heures. Il n'est pas facile de trouver un partenaire adapté à cette sexualité.

Quand nous faisons l'amour nous produisons de l'ocytocine, une hormone qui stimule la dopamine et l'endorphine, ses hormones produisent plaisir et bienêtre.

Un moyen efficace pour l'hyperactif de sortir de la zone rouge.

Paradoxalement, il peut avoir une libido « calme » si son esprit est occupé par une chose qui est importante à ses yeux.

Mais, l'intensité de son désir ne faiblit pas avec le temps, vous avez compris pourquoi ? Chaque relation sexuelle procure au-delà de l'orgasme un état de bien-être qui rehausse ses taux de dopamine et d'endorphine.

De nombreux facteurs comme l'éducation donneront des résultats différents, mais le mode de fonctionnement reste néanmoins identique, et l'âge n'y changera pas grand-chose, la sexualité de l'hyperactif est différente, c'est comme ça, il faut s'y faire.

Il sera dans l'excès, souvent, apportant une infinie tendresse et un amour énorme au quotidien.

CHAPITRE VI

TRAVAIL

&

HYPERACTIVITE

Trouver sa place dans la société n'est pas toujours simple pour l'hyperactif.

De nature passionnée, il ne doit pas avoir l'impression de travailler pour s'épanouir.

Sachez qu'un hyperactif va avoir dans son travail une énergie que personne ne peut suivre, si vous essayez, vous risquez de finir à l'hôpital. Les patrons qui s'en aperçoivent d'ailleurs ; n'hésitent pas à en abuser.

Pour un hyperactif tant que l'objectif n'est pas atteint, il peut dormir très peu, oublier de se nourrir, on pourrait dire qu'il est dans une hyper concentration qui dure jusqu'à la fin du projet. Plus rien n'existe avant qu'il n'ait atteint son but.

Les considérations matérielles comme le salaire ne sont pas généralement sa priorité, ce sont souvent des considérations secondaires, mais il connaît sa valeur, il n'est pas bête.

Il a besoin de se réaliser et très souvent en plus d'un travail, il va pratiquer assidûment un sport ou une passion comme la musique ou toute activité qui lui permettra de faire fonctionner son cerveau.

Avoir un patron ou un supérieur n'est pas chose simple, l'hyperactif a besoin d'avoir une relation intelligente et directe avec ses supérieurs.

Il n'accorde aucune grâce à la bêtise ou au manque de compétence des gens avec qui il travaille.

Pour lui le respect et primordial et se gagne, la fonction n'a que peu d'importance, qu'il soit président ou balayeur c'est pareil. Le rapport aux autres dans le travail est très compliqué, on le trouve trop survolté, trop direct., pourquoi ?

La réponse est simple je vous ai parlé du QI, mais il existe aussi le QE, si un hyperactif à un bon QI en revanche, il a généralement un mauvais QE.

Qu'est-ce que le QE :

Je l'appelle le quotient de sociabilité, c'est en fait le quotient émotionnel.

Il se caractérise entre autres, par la capacité consciente à pouvoir exprimer ses émotions CORRECTEMENT aux autres. Oui CORRECTEMENT et c'est là tout le problème, un hyperactif a un mode de fonctionnement diffèrent des autres.

Ce qui est important pour lui, c'est de réussir ce qu'il a entrepris, il ne sera pas dans l'empathie, la tolérance, ni la gestion de son stress.

La raison vient de son QI, l'hyperactif agit avec logique et une grande efficacité, il ne s'embête pas à être gentil ou compréhensif avec les autres, il travaille et cherche l'efficacité maximum.

Quand il a une chose à dire c'est droit au but, pas de fioritures, efficacité oblige.

Par opposition vous pouvez observer tous les jours parmi les gens avec qui vous travaillez, des incompétents, mais ils sont bien vus grâce à leurs QE élevés.

Alors que l'hyperactif fera un meilleur travail, son manque de sociabilité jouera contre lui.

Il faut dire que l'hyperactif n'ai pas discret on le remarque facilement par sa « sur-énergie ».

Vous l'avez compris, il est difficile dans le travail pour l'hyperactif de gérer les problèmes des autres, ses émotions sont déjà suffisamment difficiles à contrôler, alors celles des autres n'y pensez même pas.

La bonne nouvelle c'est que vous pouvez améliorer votre QE, contrairement au QI qui ne peut que baisser, jamais monter.

Les ressources humaines des sociétés font souvent faire des tests de QE, gage de réussite au sein d'une entreprise.

Il faut donc améliorer son QE quand on est hyperactif.

Il faut prendre le temps de réfléchir, d'être sympathique, compassionnel, gentil etc. Ce n'est pas simple pour l'hyperactif, car il est entier intègre (en général) et particulièrement consciencieux, Il est honnête avec lui-même et avec les autres, il a beaucoup de mal à faire semblant, de manière pragmatique « un con est un con » et il lui est difficile de faire un compliment s'il n'est pas vrai.

De la même manière si vous demandez son avis vous avez une réponse claire nette et précise, qui vous fait souvent regretter d'avoir posé la question, car vous entendez sa vérité avec honnêteté, mais c'est rarement ce que les gens veulent vraiment entendre.

Vous l'avez compris cela peut être aussi un avantage, vous pouvez avoir à vos côtés une personne sur laquelle vous appuyer.

Attention hyperactifs ! Ne demandez pas aux autres trop de choses, ils ne sont pas comme vous ils ne peuvent pas y arriver et cela vous énerve, pensez que c'est vous qui êtes à deux cent à l'heure pas eux qui tourne au ralenti. Cela changera votre rapport aux autres.

Il n'est pas facile de travailler moins vite, l'impression de perdre son temps, voire de ne rien faire, est forte. Aller moins vite permet de s'occuper de son QE et donc, d'être plus performant.

Autre point important, une grande adaptabilité.

L'hyperactif est prêt à tout supporter s'il exerce un métier qui le passionne, jusqu'au jour de l'arrêt brutal, pesant le pour et le contre sa logique fera le choix final.

Des solutions pour s'épanouir dans son travail.

Pour s'épanouir au travail, il faut savoir faire le bon choix, celui qui laissera l'hyperactif exprimer son plein potentiel et sa personnalité.

Je vous propose plusieurs solutions, la première, soyez votre propre patron, vous n'avez pas de comptes à rendre aux autres ; c'est plus simple. L'hyperactif aime tout contrôler et il apprend très vite.

Point négatif, le côté administratif et toutes les tâches répétitives qui le fatiguent à la longue.

Un bon compromis est l'association, de préférence il faut trouver un partenaire qui ait un bon QE et qui gère la société, à deux vous serez complémentaires.

Un travail sans surveillance, par exemple le commerce (Avec les déplacements fréquents pour ne pas s'ennuyer) et tous types travail ou les décisions sont prises par lui.

La routine, la monotonie, la répétitivité des tâches, ne font pas bon ménage avec l'hyperactivité, et le mot est faible, c'est de l'ordre de l'impossible, « plutôt mourir »que de faire là même chose pendant des mois-. Maintenant je pense que vous comprenez pourquoi, sans un stimulus intellectuel, un hyperactif ne tient pas le coup. Pensez ! Il apprend tous les jours, une journée sans rien apprendre n'est pas possible, son cerveau a besoin d'être nourri quotidiennement.

Certaines professions sont plus adaptées que d'autres, les métiers artistiques lui correspondent plutôt bien, surtout si c'est lui l'artiste, il peut vivre à son rythme, et les gens diront, « oui mais tu sais c'est un artiste ». Les métiers scientifiques, la recherche, sont parfaits si vous travaillez dans votre coin, et personne pour vous « embêter ».Mais le contact humain reste important, l'hyperactif aime être au contact des autres, jusqu' à un certain point, certes ! Mais il adore les nouvelles rencontres et les échanges d'idées.

Il n'y a rien d'impossible pour un hyperactif qui le veut, au contraire plus c'est difficile, plus c'est intéressant pour ne pas dire « excitant », plus il aime Même S'il y a des métiers plus adaptés à l'hyperactif, il pourra réussir dans n'importe quel domaine, mais il y a une condition sinéquanone, qu'il soit passionné et qu'il puisse stimuler son cerveau quotidiennement. C'est la clef de sa réussite.

CHAPITRE VII

NUTRITION
&
HYPERACTIVITE

Que ton alimentation soit ton seul médicament.

Cette citation est d'Hippocrate de Cos, médecin et philosophe Grec qui vécut entre 460 et 370 avant Jésus Christ.

Attention mes conseils sont donnés pour un hyperactif en bonne santé, n'hésitez pas à consulter un spécialiste de la nutrition pour mettre en place un programme alimentaire « spécial hyperactif ».

Plus que pour n'importe quelle autre personne, l'alimentation joue un rôle important chez les hyperactifs.

Notre cerveau est complexe, ses neurotransmetteurs influent sur le comportement, l'humeur, le sommeil, le ressenti de la douleur, le comportement sexuel etc.

Nous allons nous intéresser plus particulièrement à la dopamine, la sérotonine, et la glutamine, responsable de l'hyperactivité.

La sérotonine et la dopamine sont fabriquées grâce aux, acides aminés, comme le tryptophane, la phénylalanine, la tyrosine.

Le cerveau de l'hyperactif est régulé différemment, donc pour l'aider à la gestion de ses humeurs, de son stress et de son impulsivité, la nourriture est primordiale.

Je ne parlerais pas ici de compléments alimentaires, que je vous déconseille, à l'exception des compléments 100% naturels et d'origine Bio.

Le tryptophane :

Souvent les hyperactifs vont de manière naturelle et inconsciente vers ce qui les apaise.

Poissons, produits laitiers, noix de cajou, amandes, soja, cacahuètes, levure de bière, viandes, sont des aliments riches en tryptophane, mais tous ne sont pas bon à consommer.

Les produits laitiers :

 Ils sont à fuir. L'homme est le seul animal à boire du lait une fois sa croissance finie. Votre santé ne s'en portera que mieux.

Noix de cajou, amandes, cacahuètes :

Fruits secs à volonté.

Le soja :

A manger cru là aussi il faut faire attention à la surconsommation pour les hommes, car le soja est œstrogène, ce qui signifie que c'est un stéroïde (groupe de lipide) qui est une hormone sexuelle femelle primaire.

La viande :

Elle aura tendance à énerver un hyperactif, préférez les poissons gras, de préférence comme le saumon ou le hareng, riche en oméga 3.

La levure de bière :

Elle a de nombreux effets bénéfiques pour la santé en plus du tryptophane. Saupoudrez-le sur vos salades.

phénylalanine :

Les aliments les plus riches en phénylalanine sont, les œufs (le blanc), le soja, graines ou farine de semoule et de coton, la spiruline, la morue, le tofu.

Les œufs :

Excellents, ils sont à consommer avec une certaine modération, je vous conseille de les manger à la coque, l'assimilation par le corps n'en sera que meilleur.

La farine de semoule :

Dans un bon couscous c'est parfait avec plein de petits légumes.

La farine de coton :

Pour ceux qui aime faire des expériences et cuisiner c'est à essayer. Préférez les graines de coton (bio) à mettre dans vos salades. Vous pouvez aussi prendre de l'huile de coton, vous avez le choix !

La spiruline :

C'est une micro algue vielle de plusieurs millions d'années utilisée comme complément alimentaire dans les pays occidentaux mais aussi comme aliment par certains en Afrique.

Je la mets dans la liste pour tous ses effets bénéfiques.

Les voici : Vitamines B1, B2, B3, B6, B7, B8, B12, K, et du bêta-carotène en très grande quantité.

Ses minéraux et oligo-éléments sont les suivants :

Calcium, potassium, sodium, sélénium, chrome, manganèse, cuivre, fer, zinc, magnésium et phosphore.

J'adore j'en prends quatre tous les jours avant de faire du sport, je vous la recommande.

La morue ou cabillaud:

Préférez la morue du Groenland à celle du pacifique si vous avez le choix. Pour le reste je vous laisse avec vos livres de recettes.

Le Tofu :

Il est appelé le fromage de soja, il résulte de la coagulation du lait de soja. Personnellement je ne suis pas fan, mais c'est un choix, préférez du soja cru tous simplement.

La tyrosine :

Les aliments qui contiennent le plus de tyrosine sont ;

La banane, l'avocat, le hareng mariné, les amandes, les germes de blé, le sésame, les graines de citrouille, le fromage, la bière, le vin.

La banane :

Il en existe plus de 1200 espèces, elle est riche en potassium, magnésium phosphore et sucres.

Préférez les bananes Cavendish faciles à trouver elles représentent entre 30 et 40 % de la production mondiale.

L'avocat :

Il est riche en oméga 6, acide gras, potassium, manganèse et cuivre. Facile et rapide à préparer le guacamole est le plat idéal.

Le hareng mariné, amande et soja :(voir tryptophane)

Le germe de blé :

A saupoudrer sur vos salades, le germe de blé et riche en vitamines B1,B6,B9,E, ses minéraux principaux sont le zinc, le magnésium, le fer.

C'est un complément alimentaire naturel qui se présente en paillette.

Le sésame :

A consommer en graine ou en huile, le sésame a de nombreuses propriétés. Calcium, phosphore, magnésium, fer, manganèse, cuivre, vitamines B 1, B2, B3, B6, B9.

Il saura en plus de ses propriétés, égayer vos plats.

La graine de citrouille :

Comme les autres aliments, elle est riche en vitamines et minéraux avec la particularité d'avoir de la vitamine F qui aide à se débarrasser du cholestérol et de la graisse. Mais trop de vitamine F n'est pas bon donc, pas d'excès.

La graine de citrouille se grignote facilement, vous pouvez en mettre dans vos plats et vos salades.

Le fromage :

Fait à base de lait, je le déconseille donc, un bout de temps en temps oui mais pas tous les jours.

Vin & Bière :

On peut faire de la bière avec à peu près n'importe quoi, datte, banane, ananas, millet, patate douce la liste est longue...

Il y a plus de cinq mille ans, les sumériens en faisaient déjà avec de l'épeautre.

Pour le vin je n'ai pas besoin de vous donner d'explication, nous sommes français non ?

Attention à ne pas stimuler l'hyperactivité, l'alcool peut vous emmener très vite dans la zone rouge. Donc je dirais oui, mais avec beaucoup de modération.

La Glutamine :

Acide aminé très populaire utilisé pour traiter la fatigue et la dépression, elle aide à lutter contre les envies de sucres, épinards et persil cru, fèves, produits laitiers, viande, poisson, sont les aliments qui en contiennent le plus.

Les épinards :

C'est l'une des meilleures sources de vitamine B9.Il est riche en vitamines C et en potassium. Mangez le cru en salade, vous obtiendrez un meilleur apport de ses vitamines et minéraux pour votre corps. Préférez des épinards bio, cela vous évitera d'avaler des pesticides et autres produits chimiques

.A consommer sans modération.

Les fèves :

Crues ou cuites, leur concentration en glucides complexes et protéines est plus élevée que les légumes frais. La fève renferme aussi les vitamines ; C, B3, B9.Elle est classée dans la catégorie des féculents comme la pomme de terre.

Viande, poisson, et produits laitiers :

Précédemment évoqués dans Le tryptophane.

Voila ! Vous possédez maintenant une liste non exhaustive des aliments qui vont pouvoir donner à votre cerveau, les acides aminés dont l'hyperactif a vraiment besoin.

Votre hygiène alimentaire est un des atouts majeur du contrôle de vos émotions.

Vous avez de nombreux types de régimes alimentaires différents, comme le crudivorisme, qui consiste à manger des aliments crus, donc vivants. Plus votre équilibre alimentaire sera composé de produits naturels, mieux vous serez.

Vous l'avez remarqué, les légumes possèdent de nombreuses vitamines essentielles au bon fonctionnement de votre corps et de votre cerveau. Un esprit sain dans un corps sain, c'est la solution pour vivre de manière positive l'hyperactivité au quotidien.

CHAPITRE VIII

HYPERACTIVITE

ADDICTIONS
&
DROGUES

C'est un sujet délicat à aborder, mais nécessaire à la compréhension d'un hyperactif.

Je ne crois pas qu'un hyperactif puisse avoir une dépendance physique à quoi que ce soit, ses addictions sont souvent logiques.

Elles vont l'aider à se sentir mieux, souvent de manière passagère c'est pour ça qu'il recommence.

Les addictions alimentaires n'arrivent pas avec les légumes ou les fruits, mais plutôt avec des produits raffinés ou industriels.

Le sucre est l'un des aliments prisé par les hyperactifs.

Attention il crée rapidement dans l'organisme une dépendance comparable à la cocaïne ou l'héroïne.

C'est à cause d'un déséquilibre de la sérotonine et de la dopamine, toujours et encore, que l'hyperactif essaye de palier ses différences.

Dès le matin la sérotonine resynchronise le cerveau, mais avec un taux différent des autres, l'hyperactif cherchera inconsciemment à se sentir mieux et à compenser ses manques autrement, d'où le sucre, qui a un effet similaire à la sérotonine.

Les grosses envies de féculents comme la pomme de terre ou le pain peuvent venir d'un manque de sérotonine. La sensation de bien-être ne dure pas très longtemps, il faut alors récidiver.

La dopamine, est enclin à créer la dépendance, mais pas chez l'hyperactif

Toutes les substances qui font du bien à l'hyperactif il les utilise.

Nous avons vu précédemment quels sont les aliments qui aident à la régulation, alors pourquoi pas une orgie d'épinards ?

Parce que la préférence va à la glace, la raison est simple et logique elle contient du lait et du sucre, un cocktail idéal pour aider à stabiliser l'hyperactivité momentanément, mais un poison à moyen ou long terme.

Les excès ne sont évidemment pas bon, mais un hyperactif est excessif, c'est tout ou rien.

Nous pouvons faire un test simple pour détecter l'hyperactivité, prenez l'équivalent d'une amphétamine, la ritaline, si vous sautez partout et que vous n'arrivez pas à dormir, vous n'êtes pas un hyperactifs, l'hyperactif réagit de manière différente à la plupart des drogues.

Bien sûr c'est un exemple, qui pourra avec le concours de votre médecin, vous aider à avoir une quasi-certitude de votre hyperactivité.

Aujourd'hui on diagnostique toujours l'hyperactivité grâce à l'observation et aux témoignages de l'entourage, alors que l'on pourrait en quelques minutes avoir un diagnostic sur, puisque les excitants sont des calmants pour l'hyperactif.

Même le café est calmant, pour l'esprit mais pas pour le corps qu'il « énerve ».Ne buvez pas un litre de café par jour.

Pourquoi les drogues ?

Il est vrai qu'un certain nombre d'hyperactifs utilisent des drogues, personnellement je classe l'alcool dans la même catégorie.

L'hyperactif qui n'arrive pas à sortir de sa zone rouge cherchera tous les moyens pour arriver à se « détendre ».Arrêter l'espace de quelques heures son cerveau de penser, n'est pas facile sans une grande hygiène de vie.

Le cannabis :

Un nombre important d'hyperactifs fument du cannabis, malgré la loi française qui l'interdit.

Cela a de nombreux effets, qui ne sont pas toujours positifs.

Etant déjà en décalage avec les autres, le cannabis peut vous désociabiliser, la fuite du monde extérieur n'est pas la solution, le cannabis peut aussi augmenter vos angoisses, ce n'est pas adapté à tout le monde.

Ne croyez pas qu'après un « pétard » tout va mieux, il en faudra plusieurs et de plus en plus. Même après le dixième de la soirée, l'hyperactif est encore actif, plus calme, mais actif, plus concentré sur un film ou un jeu vidéo en général.

Utilisé comme un médicament c'est une aide qui marche et que les hyperactifs américains utilisent de manière contrôlée.

Le cannabis 'est donc un moyen naturel pour l'hyperactif de pouvoir quitter rapidement la zone rouge et de retrouver un moment de calme dans son quotidien.

Le cannabis apporte une solution provisoire qui peut aider, mais ce n'est pas la solution miracle.

La cocaïne :

Elle n'apporte pas grand-chose à l'hyperactif, qui est speed naturellement, ce n'est pas une drogue vers laquelle il se tourne pour se sentir mieux, heureusement d'ailleurs.

L'alcool :

Tout un programme, pour un hyperactif.

Une fois saoul il ne contrôle absolument plus son hyperactivité, il devient « No limit »dans tout. Il ne sait pas s'arrêter et la nuit n'est pas prête de s'achever.

Comme tout le monde, s'il a l'alcool mauvais, des moments très durs sont à prévoir.

L'hyperactif ne sait pas s'arrêter, c'est un problème.

Peu importe la substance, drogues, nourritures, savoir dire stop n'est pas simple.

L'âge, l'expérience, la gestion souvent inconsciente de son hyperactivité, pallie cette impulsivité.

En fonction de l'âge et du vécu il met en place des solutions comme le sucre, le lait, l'alcool et les drogues, qu'il va modifier et améliorer tout au long de sa vie pour trouver son équilibre.

Prendre des drogues permet à l'hyperactif de s'échapper d'un monde qu'il a beaucoup de mal à comprendre.

Certain hyperactifs sont médiqués avec des antis dépresseurs comme le Prozac.

Un hyperactif pour moi, ne fait pas de dépression, il a des phases dépressives qui disparaissent aussi vite qu'elles sont arrivées.

L'environnement est le facteur déclencheur, le modifier suffit pour changer d'état.

Un hyperactif est toujours en activité ce qui n'est pas le cas d'un dépressif.

Les phases de « down » peuvent être longues, mais il y a toujours une cause.

L'hyperactif retourne un problème dans tous les sens pour essayer de le comprendre, cela peut durer longtemps, il en a besoin pour sa logique et son équilibre.

Préférer changer ce qui ne va pas dans votre vie, plutôt que de supporter des choses qui vous mettent dans de violents états de nerfs, et une perte de contrôle.

Je déconseille l'utilisation de l'anti dépresseur, qui n'aura qu'un effet provisoire de toute façon.

Apprendre à contrôler ses émotions est la solution sur le long terme.

Je ne vais pas faire une liste exhaustive des drogues, il en existe beaucoup. Certes elles sauront calmer, voire stopper l'hyperactivité, mais de manière illusoire. Une fois l'effet estompé, rien n'aura vraiment changé.

Méfiez-vous de la dépendance psychologique qu'elle peut engendrer chez l'hyperactif.

la sexualité :

Une autre addiction déjà abordée est celle de la sexualité.

Parce que faire l'amour libère les substances du plaisir, la dopamine et la sérotonine, il n'est pas rare que l'hyperactif y trouve son compte.

Le bien être naturel que procure l'acte sexuel peut créer des envies, des pulsions ; qui peuvent être difficilement contrôlables.

Un hyperactif, qui boit, se drogue, et a de nombreux rapport sexuels, a mis en place sans le savoir des solutions pour rééquilibrer sa dopamine et sa sérotonine.

Heureusement il y a de nombreuses autres solutions, sport, alimentation etc... qui sauront vous créer un équilibre plus durable et sain.

CHAPITRE IX

APPRENDRE

A

GERER SA VIE

Création d'un environnement adapté dans chaque situation du quotidien.

Créer ou recréer vos conditionnements :

Le réflexe pavlovien est votre meilleur ami.

L'être humain fonctionne en grande partie sur le reflexe, il en existe de différent types. Celui qui nous intéresse le plus est le SI ou stimulus inconditionné, il déclenche une réponse de manière reflexe, aucun apprentissage n'est nécessaire.

Le comprendre est simple, prenons un chien (expérience de Pavlov) quand la cloche sonne, il est nourri. Avant même de voir la nourriture, il salive, la cloche lui indique qu'il va manger. Une fois le reflexe crée, il salive après la cloche même s'il n'y a pas de nourriture. C'est simple, et ça marche.

Prenons un exemple, à chaque fois que vous rentrez chez vous, dès la porte ouverte ayez les mêmes actions, allumer la lumière et enlever vos chaussures fera naitre à chaque fois une « habitude »et vous n'aurez plus à penser à enlever vos chaussures.

C'est un résumé simpliste, je compte sur votre curiosité ou (et) votre hyperactivité pour aller creuser le sujet.

Bien chez soi :

A la Maison : l'enfant comme l'adulte hyperactif est sensible à son environnement, il faut donc mettre en place des solutions adaptées.

Ayez votre espace, que vous soyez seul en famille ou en couple, votre espace vital est important pour votre bon fonctionnement.

Idéalement il faut avoir sa pièce, une sorte de sanctuaire. Il y a plusieurs règles à suivre ; premièrement la pièce doit être dépouillée, ne mettez rien sur les murs préférez le blanc, ou une couleur unie apaisante.

La décoration et les objets, il n'en faut pas, tout doit être rangé et ordonné,

Ce sanctuaire doit toujours être parfaitement propre.

Mettez en place à l'extérieur un code pour signaler que vous êtes occupé, et que ne voulez pas être dérangé.

Ne soyez pas extrême, ne faites pas de votre pièce un refuge, sinon cela deviendra votre grotte et vous obtiendrez l'effet inverse.

Créer un espace neutre permet d'être dans un lieu propice à la concentration et à la création.

Pour les autres pièces de votre logement, optez pour des matières chaudes et apaisantes.

Le choix des meubles :

 Ils doivent être, pratiques, solides. Un hyperactif a souvent besoin de remuer.

Un rocking-chair, un pouf, sont parfais, il peut bouger .

Les placards et les rangements font partis d'une bonne organisation, il faut y ranger le maximum de choses pour ne pas attirer le regard de l'hyperactif.

La cuisine doit être comme le reste, rangée, organisée.

La régularité n'étant pas simple quand on est hyperactif, une fois les pièces nettoyées, il faut les conserver dans le même état, n'attendez pas d'avoir plusieurs jours de vaisselles, ou dix kilos de linge pour faire une machine.

J'aime beaucoup l'idée d'avoir une barre de traction, elle permet de pouvoir extérioriser un peu d'énergie, et de s'amuser, l'hyperactif adore.

La musique doit pouvoir être présente, dans l'habitation pour se détendre à tout moment.

Les objets du quotidien, doivent être solides, l'hyperactif est très maladroit par moments.

La télévision est à utiliser avec parcimonie, il faut éviter les sources de stress comme le journal, les reportages qui montrent les injustices et les malheurs du monde, et les films violents qui vont vous surexciter, surtout le soir

L'oubli est un problème qui cause de nombreux désagréments.

Quand une action commencée doit s'arrêter puis reprendre, l'hyperactif a un problème. Il faut mettre en place des solutions simples.

Celle que je préfère s'appelle Echo, une création de la société Amazon. Echo est un cylindre, qui se place dans la maison et qui va vous aider à maitriser votre environnement. Vous parlez à Echo, il vous rappelle vos rendez-vous, il vous donne le temps, répond à vos nombreuses questions, joue vos musiques, et concocte des recettes en fonction des aliments contenus dans votre réfrigérateur. Une fois programmé c'est une aide appréciable au quotidien.(il y a aussi Siri, Alexa, google assistant etc)

Ce genre d'outils va se généraliser dans un future proche, son utilité est évidente pour un hyperactif.

De manière générale, connectez vos outils multi médias, télé, téléphone, et logiciels.

Soyez méthodique, mettez les objets à la même place.

Vos clefs par exemple, laissez-les sur la porte cela vous évitera de partir en les oubliant.

Le choix d'un animal de compagnie, chat ou chien que choisir. ?

Le chien est toujours présent quand vous le sollicitez, mais il y a des obligations, il faut le faire sortir, et le nourrir à heure fixe de préférence.

La régularité n'est pas le fort de l'hyperactif, jouer avec un chien, n'est pas suffisant. Choisissez la race en fonction de votre caractère et non en fonction de la race qui vous séduit.

Le chat, d'un naturel indépendant, sera un compagnon idéal pour l'hyperactif, s'il n'est pas collant bien sûr.

Il vit sa vie et partage des moments d'affection avec vous, le caresser vous détendra.

Pour les autres animaux de compagnie n'écoutez pas votre enfant hyperactif, qui arrêtera de s'en occuper au bout de quelques semaines, cela deviendra une corvée, surtout si vous lui avez offert un NAC, nouveaux animaux de compagnie, serpent, furet etc.

Le chant d'un oiseau peut avoir un effet bénéfique pour certain et en énervera d'autre.

Trouver une atmosphère sonore qui vous détende, le bruit d'une pendule par exemple, ou encore le silence absolu, la meilleure personne qui vous connait c'est VOUS.

Pour la décoration, préférez aux tableaux et objets plutôt les plantes qui n'attireront pas autant l'œil.

Créer des pièces zen, cela vous sera profitable, pour garder votre quiétude. Soyez organisé si chaque chose à sa place définit, la vie sera plus facile, vous éviterez les pertes de temps et le stress inutile d'une recherche.

Notez les livres, disques cd, etc... Classez-les soit par ordre alphabétique, soit par années ou tout système qui les identifiera rapidement.

L'organisation est primordiale pour que vous soyez efficace, vous resterez plus facilement concentré sur ce que vous faites, si vous connaissez l'emplacement de chaque objet, n'oubliez pas de les remettre à leur place après les avoir utilisés sinon vous allez être vite débordé.

Ne partez pas non plus dans l'excès, ne devenez pas maniaque, c'est votre organisation, ne l'imposez pas à tous et pour tout.

Même si le juste milieu n'est pas facile pour vous, il vous faudra au fil du temps trouver un équilibre qui vous convienne à vous, mais aussi à votre entourage.

Le Travail :

L'hyperactif est connu de tous à son travail, il ne passe pas inaperçu avec son énergie et l'envie qu'il a de communiquer avec les autres.

La hiérarchie :

L'hyperactif sait se plier à une hiérarchie surtout s'il l'a choisie, (exemple : l'armée).

Souvent il a besoin d'un cadre rigide pour ne pas s'éparpiller.

Un métier qui demande beaucoup de concentration lui convient parfaitement à la condition que ce soit un métier qu'il aime, sinon c'est l'échec au bout d'un certain temps. Idéalement l'hyperactif aime se savoir libre de ses actions, indépendant, il sait prendre des décisions, en fonction de son âge et de son vécu, il aura dans les premières années de sa vie d'adulte, besoin d'être surveillé de loin.

Un travail statique, n'est pas l'idéal, même s'il peut rester toute une journée sur un ordinateur, il se lèvera, se mettra dans tout un tas de positions, ou aura l'une de ses jambes qui tremble sans jamais s'arrêter, d'autres balancent leurs bustes d'avant en arrière, quand ils réfléchissent ou sont contrariés, bref un hyperactif est actif.

L'hyperactif doit faire attention au voisinage, s'il travaille dans une pièce avec des collègues, les bruits que fait sa chaise qui tourne ; en grinçant ou encore le stylo qui tombe toute les deux minutes vont vite exaspérer l'entourage .Il vaut mieux un espace seul, l'hyperactivité pourra s'exprimer sans déranger personne.

Enthousiaste, mais pas trop, prenez le temps de vous poser entre le moment ou vous voulez faire une tâche et le moment de son exécution. C'est un moyen d'éviter les actes et les phrases malheureuses qui donneront de votre hyperactivité une image négative.

Diriger n'est pas toujours simple pour un hyperactif qui a tendance à exiger des autres autant que de lui-même.

Les gens ne sont pas tous hyperactifs donc, pas d'énervement, vos collègues ne sont pas lents, c'est vous qui allez trop vite pour eux.

Une fois l'hyperactif conscient de ce fait, les rapports professionnels et humains sont grandement améliorés.

Ce que l'hyperactif déteste au travail ;

 Pour commencer il n'aime pas l'injustice sous toutes ses formes, il aura tendance à prendre la défense des plus faibles. Il ne supporte pas ceux qui vont tout répéter aux patrons.

L'incompétence, l'irrite au plus haut point, il ne la comprend pas, c'est illogique pour lui, si une personne ne fait pas son travail correctement, alors il faut la remplacer par une personne plus compétente.

Quand son chef est inapte à remplir ses fonctions correctement cela devient très compliqué pour un hyperactif qui ne supportera pas très longtemps la situation.

Quand vous demandez à un hyperactif son avis, soyez prêt, il dit ce qu'il pense, va droit au but sans détour, souvenez-vous le QE n'est pas son point fort. C'est un domaine qu'il doit travailler.

Sa vision du travail est très différente des autres, pour lui, il y a deux cas de figure.

Soit il aime son travail et il le prend très au sérieux, au point de le vivre même dans sa vie privée.

Excessif, l'hyperactif a du mal à oublier sa journée, quand il rentre chez lui, il peut avoir besoin de plusieurs heures pour ressortir de la zone rouge, quand il y parvient. Cela a une influence sur les personnes qui partagent sa vie.

Le deuxième cas de figure, il fait un travail qu'il n'aime pas, juste pour l'argent.

Il n'arrive pas à se motiver, se lever, être à l'heure est difficile. Pendant la journée, il va utiliser son intelligence pour donner aux autres l'impression de travailler, sans faire le moindre effort.

Il est le roi des excuses, il trouve des explications aussi incroyables les unes que les autres, que tout le monde croit.

L' hyper-concentration :

L'hyperactif à une addiction au travail, parce que pour lui, ce n'est pas un travail, mais un moyen de pouvoir utiliser ses capacités.

Quand il est dans son hyper-concentration, le temps disparait, il n'a plus de besoins, juste un objectif qu'il veut atteindre coûte que coûte.

Il est difficile pour un non hyperactif d'imaginer jusqu' où il est capable d'aller tant sur le plan physique qu'intellectuel, il est, ou peut-être, vraiment « No limit ».

Le durée ne lui fait pas peur, cette hyper concentration peut être de quelques heures à plusieurs mois, prenez mon exemple, pour écrire ce livre je me suis enfermé pendant quinze jours, je sortais deux heures tôt le matin faire du sport c'est tout.

Je suis dans cette hyper concentration, mais si un facteur extérieur vient perturber cet état, il faut alors retrouver le focus, et cela peut mettre du temps, beaucoup de temps, ou ne jamais revenir. C'est l'une des raisons pour lesquelles, un hyperactif entreprend beaucoup de choses qu'il ne finit pas.

La gestion de la concentration viendra avec le temps, mais 'n'espérez pas en avoir un contrôle absolu avant de nombreuses années.

Le talon d'Achille de l'hyperactif au travail est l'affect qu'il met dans ses relations. Il prend les décisions avec son cœur et beaucoup moins avec sa tête. Cela a tendance à être utilisé contre lui.

Fidèle dans ses amitiés et sa parole donnée, il n'est pas capable de faire passer ses intérêts en premier, sauf au moment où il est dos au mur. Il a du mal à modérer ses décisions et ses opinions, elles sont basées sur l'affect, il peut choisir des solutions radicales qui en surprennent plus d'un.

Un milieu professionnel qui ne lui convient plus, et c'est la garantie d'un départ soudain et souvent brutal.

Il y a des signes avant-coureurs pourtant.

L'hyperactif ne sait pas masquer ses émotions, il peut essayer, ça ne marche pas, souvent, sa mâchoire se serre et son visage le trahit.

Rappelez-vous, l'hyperactif est aussi boudeur et comme l'éléphant il n'oubliera jamais, si on lui fait des misères.

Trouver un travail adapté à son hyperactivité :

 Nous sommes tous différents, certains se passionnent pour le sport d'autres les sciences ou les arts. Peu importe le choix puisqu'un hyperactif qui aime, réussit.

Néanmoins méfiez-vous des passions qui démarrent à deux cent à l'heure et qui s'arrêtent aussi sec. Couramment l'hyperactif sera confronté à ce genre de problème.

 Il imagine, se projette loin, et quand le métier, pour de nombreuses raisons ne correspond pas ou plus à ses attentes, il en change, jusqu'au moment où il trouve le bon, cela peut prendre longtemps.

Plusieurs métiers en même temps c'est une solution qui convient très bien à l'hyperactif, pour ne pas s'ennuyer.

Les métiers artistiques sont spécialement adaptés à ce cas de figure. On peut être auteur, compositeur, interprète musicien, artiste ou business man, les combinaisons sont multiples et permettent un épanouissement tant professionnel que personnel.

Les relations humaines au travail.

Entier, un hyperactif agit en général de manière non calculée, il est dans l'affect comme nous l'avons vu plus haut. Il est généreux, de son temps et de ses idées, si vous êtes son ami c'est comme être de sa famille, mais si 'il ne vous aime pas, Aie !!!

Il est sensible à un entourage intelligent, il doit avoir une certaine admiration pour les personnes qui le commandent, sinon il aura du mal à accorder sa confiance, voire à obéir aux ordres.

L'hyperactif a impérativement besoin de tout comprendre, pour exécuter l'ordre qu'on lui donne. « Pourquoi », est un mot qu'il utilise souvent, s'il ne comprend pas le sens d'une action.

Logique il ne fera rien qui n'ait un sens. Mais fort heureusement il sait s'adapter à toutes les situations, de manières provisoires, sa vraie nature réapparaitra toujours assez rapidement.

L'hyperactif est toujours partant, surtout au début, après c'est diffèrent.

Il dit oui à tous, il est enthousiaste, puis la réalité le rappelle à l'ordre. Il a dépensé une énergie incroyable, trouvant tout ce qui fait avancer son idée ou projet, mais il a dix autres projets, et au fil du temps il se rend compte qu'il va falloir en arrêter certains, pour arriver à gérer les autres.

Une fois fait, il ne peut s'empêcher de démarrer encore de nouveaux projets, c'est un cercle vicieux, il est tellement stimulé par les nouveaux projets qu'il les accepte, sans même avoir pesé le pour et le contre.

A la longue, cela devient épuisant pour lui, et pour les gens qu'il emmène dans son aventure. Les gens partiront fatigués de ses coups d'épée dans l'eau au fur et à mesure du temps, mais il saura toujours, grâce à sa passion, trouver des remplaçants, pour les postes vacants.

Vous l'avez compris, le meilleur conseil pour un hyperactif, c'est un métier qui le passionne.

Il y a des pays où l'hyperactivité sera un atout, pour trouver un emploi.

La France et son mode de fonctionnement, archaïque, notamment la lourdeur de sa paperasse au quotidien aura raison du plus tenace des hyperactifs livré à lui-même.

Soyez très organisé, téléphone ordinateur etc....connectez tout avec tout, votre planning doit être accessible partout.

La technologie est un atout très appréciable, voir indispensable pour contrôler votre environnement et votre temps au quotidien. Bien sûr il y a toujours le bon vieux post-it, à condition de savoir ou vous l'avez mis !

Les amis et la vie privée :

Un hyperactif connait beaucoup de monde, mais à peu d'amis. Vous pouvez les compter sur les doigts d'une main, deux maximums.

Proche ou éloigné un ami est un ami, la distance, le temps n'y change rien.

Je l'ai évoqué précédemment, vous avez beau être ami depuis vingt ou même trente ans avec un hyperactif, si votre comportement n'est pas bon, il sera patient dans un premier temps, puis il essayera de vous expliquer ce qu'il ressent, et si rien ne se passe, après un certain temps, il coupera les ponts, avec ou sans explication.

De toute façon cela n'a plus d'importance, vous faites déjà parti de son passé.

Quand un hyperactif rencontre du monde, les discussions ont une influence sur son humeur qui peut changer comme la girouette, une discussion agréable, saura le détendre, à l'inverse s'il y a polémique dans les propos, il activera sans même s'en rendre compte son hyperactivité.

Il est prêt à se battre pour défendre une opinion qu'il croit juste.

Souvent en société, son rapport aux autres est très difficile.

Il ne comprend pas le monde de fous dans lequel il vit.

Les discussions, futiles et stupides peuvent soit le faire partir sur le champ ou le faire rentrer dans des explications et des agressions verbales à l'encontre de ses détracteurs.

Tout le monde s'exprime mais quand il est en zone rouge, mieux vaut être calme face à lui, et bien connaitre son sujet.

Dans tous les domaines, l'intelligence, et la gentillesse ont grâce à ses yeux.

Pour les autres cas de figures, il peut même chercher la confrontation physique.

Si votre attitude ne lui plait pas, il crée une opposition verbale, peu importe le sujet et ses opinions, il vous a dans le collimateur. Une nouvelle fois, tous les hyperactifs ne réagissent pas exactement pareil, mais le mécanisme reste commun à tous.

Etant souvent dans les extrêmes, quand un hyperactif est d'humeur « hyper-positive » il met l'ambiance à lui tout seul, il sait rendre son énergie contagieuse.

Danser, s'amuser jusqu'au bout de la nuit, c'est dans son registre, aussi.

Un hyperactif peut arriver joyeux chez des amis ou dans une soirée(ou l'inverse) et repartir énervé jusqu'au lendemain, voire plus.

Une nouvelle fois on comprend que les stimuli extérieurs doivent être maitrisés.

Pourquoi aller dans une soirée quand les personnes présentes vont créer un mal être.

Hyperactifs, il faut choisir votre entourage avec beaucoup d'attention.

Un ami qui vous entraine souvent à boire, activera à chaque fois la zone rouge, et cela finira comme toujours, par dérégler votre bien être toujours précaire.

Le Paradoxe hyperactif, si boire à l'excès, consommer des drogues est néfaste, c'est pour certains le seul moyen de créer un Reset. Comme un ordinateur que l'on éteint et que l'on redémarre.

Il faut être hyperactif pour comprendre à quel point notre cerveau est en ébullition permanente.

Cela fatigue les gens certes, mais ils ne vivent pas avec en permanence, l'hyperactif oui.

L'hyperactif se fatigue tout seul, il invente ; crée, imagine tout le temps, et peu importe le domaine.

L'hyperactif a besoin que ses idées voient le jour, cela fait partie de sa réalisation, mais il en a souvent beaucoup, beaucoup trop, choisir lui est compliqué.

L'anorexie intellectuelle :

C'est quand un hyperactif perd sa curiosité, il s'alimente de moins d'informations.

Naturellement il a besoin d'apprendre tous les jours, une journée sans apprendre est un peu une journée de perdue.

Il peut apprendre à cuisiner un nouveau plat, ou regarder un film, c'est pareil, il apprend.

J'en ai eu plusieurs dans ma vie. Elle n'est pas facilement identifiable et sera plutôt prise comme état dépressif.

Quand tous les jours vous apprenez sur les nombreux sujets qui vous intéressent, au bout de plusieurs décennies avec qui en parler ?

Quasiment personne sauf des spécialistes du sujet. Sans diplôme, l'hyperactif s'entend dire, *»pour qui se prend-il celui-là ? »*

Il s'énervera face aux bêtises qu'il entend, malheureusement c'est au quotidien.

L'hyperactif a une certaine notion d'exclusivité dans ses relations, il donne beaucoup aux autres.et il est très sensible aux attentions qu'on lui porte.

Un mot malencontreux peut le blesser, quand il est prononcé par une personne qui compte à ses yeux.

Que ce soit au travail ou en famille, l'hyperactif doit apprendre à vivre dans le présent et ne pas créer de multiples scénarios d'un futur hypothétique.

Souvent l'hyperactif va réfléchir à une situation passée et en développer de nombreuses « suites » possibles.

En fonction de son humeur, les scénarios seront soit totalement optimistes ou totalement négatifs, un bon moyen d'alimenter la zone rouge, il faut être vigilant !

CHAPITRE X

CONCLUSION

Voila ! C'est fait vous venez de lire mon mode d'emploi pour gérer cette différence qu'est l'hyperactivité.

Maintenant Vous comprenez votre mode de fonctionnement, mais il n'y a pas une recette miracle, à chacun la sienne.

Je vous ai proposé de nombreuses voies, mais c'est à vous d'écrire votre propre histoire.

Le système standardisé de cette société dans laquelle nous vivons, n'est pas favorable à l'épanouissement d'un hyperactif.

Si vous êtes parents d'enfants hyperactifs, un chemin difficile vous attend, mais aussi des moments rares.

Le temps est votre allié soyez patient et donnez un maximum de liberté à votre enfant.

Vous pouvez commencer à organiser votre vie avec les solutions qui vous on apparues le plus adapté à vous-même.

Votre curiosité naturelle saura creuser les pistes que j'ai évoquées pour les développer, je n'en ai pas le moindre doute.

Je vous ai proposé un regard et des solutions logiques à une « différence » qui, une fois maitrisée devient une force.

J'ai eu l'occasion de mettre en pratique mes solutions pour moi et d'autres hyperactifs et ça marche !

A chaque âge son hyperactivité, vous vous apercevrez dans de nombreux domaines que votre mode de fonctionnement a évolué avec le temps.

Je n'ai cessé de l'écrire, je pense que les hyperactifs ont un gros potentiel qui ne demande qu'à s'exprimer si les conditions sont réunies.

De coucher sur le papier mes réflexions sur l'hyperactivité, me permet de partager avec les hyperactifs, une réalité qui n'appartient qu'à nous.

J'ai croisé trop d'hyperactifs qui ne se savaient pas hyperactif, ils vivaient mal leur quotidien, inconscients de leur différence.

Comprendre, c'est déjà une partie de la solution.

Ne voyez pas ce livre comme l'aboutissement, mais le début d'un nouveau point de vue sur l'hyperactivité.

Une vision que j'espère voir progresser dans notre société pour le plus grand bien de tous.

Olivier KAUFFER

Merci à mon fils Denis pour m''avoir permis de le citer. C'est un modèle de réussite et un être au grand cœur qui comme tous les hyperactifs épanouis fait de grandes choses.

Merci à mes amis hyperactifs, Ysa, Richard, Olivier, Ray, vous avez enrichi ma vie.

A PROPOS DE L'AUTEUR

Toute sa vie s'est organisée autour de de la création sous toutes ses formes, quitte à donner l'impression d'un éparpillement, logique pour un hyperactif...

Finalement fructueux pour la suite de sa vie Il a été chanteur (deux disques), animé de nombreuses émissions de radio, et fait une carrière dans l'audiovisuel comme réalisateur. auteur.de documentaires, Journaliste reporter d'images (TF1, CANAL+)

Aujourd'hui, il est internationalement reconnu pour son travail sur le relief.

www.ingramcontent.com/pod-product-compliance
Lightning Source LLC
Chambersburg PA
CBHW070046210526
45170CB00012B/605